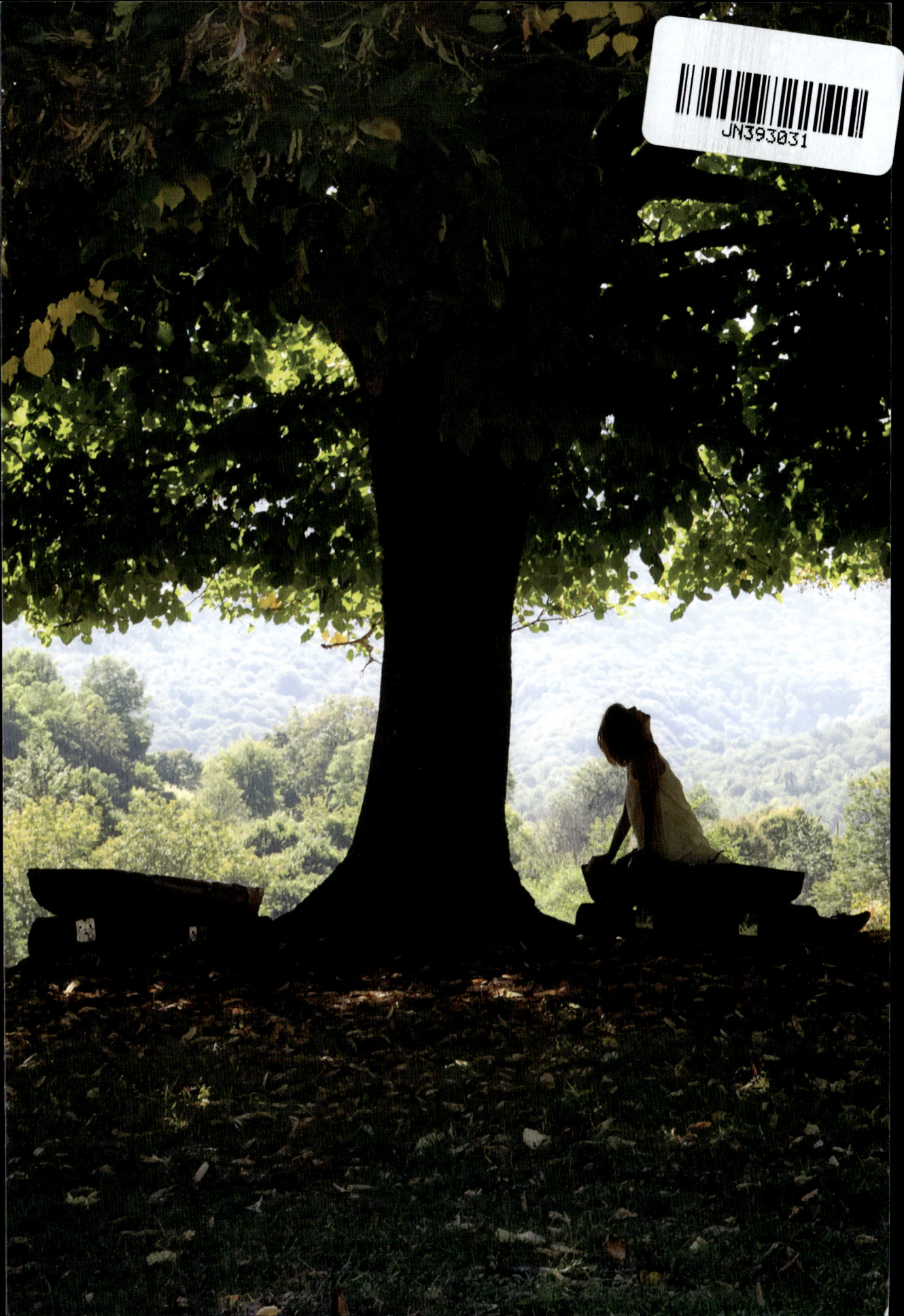

© Editions Amyris SRL
91, rue des Aduatiques - 1040 Bruxelles
Email: info.commande@editionsamyris.com
Site internet: www.editionsamyris.com
Korean translation rights © Champs D'arôme Editions 2024
All rights reserved.

이 책의 한국어판 저작권은 Editions Amyris SRL을 통한 독점계약으로 샹다롬 에디션에 있습니다.
저작권법에 의하여 한국 내에서 보호를 받는 저작물이므로 무단전재 및 무단복제를 금합니다.
사진 및 마이크로필름을 포함한 모든 프로세스에 의한 번역, 각색 및 복사에 대한 모든 권리는 모든 국가에 미칩니다.
경고: 독자는 설명된 치료 특성이 진단을 확립하고 병리의 심각성을 평가하는 데 필수적인 의학적 조언을 대체할 수 없다는 점을 항상 명심해야 합니다. 출판사와 저자는 여기에 포함된 정보를 부적절하게 남용함으로써 발생할 수 있는 결과에 대해 어떠한 책임도 지지 않습니다.

숲테라피
Sylvothérapie

건강을 위한 나무 에너지 활용법

숲테라피 운동

필립앙드리안Philippe Andrianne & 마르틴 델부와Martine Delvoie

EDITIONS AMYRIS

바람이 무슨 말을 하던가요? 나뭇가지들은 무엇 때문에 떨고 있었나요?
둥지와 일일화로 가득한 이 달콤한 달에,

글라디올러스 사이로 새들이 뛰어다니니까,

아니면 그녀와 내가 거기 단둘이 있었기 때문에?

그녀는 망설였습니다. 무엇 때문에?

태양, 창공, 이슬, 여명!

우리는 가려고 애썼습니다.

생각에 가득 찬 채, 그녀는 들판을 향해, 나는 숲을 향해.

각자 서로를 끌어당겼습니다. 그리고 은밀하게,

내가 먼저 그녀를 따라갔고, 다음에는 그녀가 따랐습니다.

그녀는 예전처럼 시칠리아에 왔습니다.

그리고 플로라Flora와 모슈스Moschus, 테오크리토스Theocritus와

리드Lyde를 만들었습니다.

그녀는 결코 내게 아무것도 허락하지 않았기에,

나는 웃었습니다. 웃으려고 노력하는 것이 최선이었기 때문입니다.

마음을 얻고 싶은데 무슨 말을 해야 할지 모를 때;

나는 가장 행복한 사람이었고, 괴로운 사람이었습니다.

시원한 동굴 바닥에는 이끼가 얼마나 두꺼운지!

때때로 우리 영혼에 번개가 번쩍였습니다.

그녀가 말을 더듬었습니다: 무슈... 그리고 나도 더듬거리며 말합니다: 마담...

그리고 우리는 생각에 잠겼고, 침묵하고, 패배하고, 승리했습니다.

이 명확성이 우리 두 마음에 생겨난 후에.

샘물이 버드나무 아래서 이 말을 했습니다.

나는 여태 그의 어깨를 조금밖에 본 적이 없습니다.

나는 더 이상 어떻게 해야 할지, 어디에 있는지도 모르겠습니다.

오! 깊은 봄, 얼마나 미치게 하는지!

어두운 나뭇잎 아래 참새들의 대담함,

나비들, 쫓아다니는 벌들, 독침들,

탄식은 모호한 시도와 닮았고,

나는 점점 더 대담해진다는 생각에 두려웠습니다.

확실히 이상한 행동입니다.

천사이기를 멈추기까지 어둠 속을 방황하는 것

풀은 얼마나 부드럽고 환상적인지

파란 눈의 여인의 팔을 용기 있게 껴안는 것.

우리는 언덕 위로 어렴풋이 미끄러지는 것을 느꼈습니다.

배신과 신성한 사랑이 너울거리는 순정적 연애에서,

미지의 정원을 가로질러 이어지는,

때로는 지옥으로, 때로는 에덴을 거쳐 가는.

봄은 그것을 허용하고 아무것도 움직이지 않게 합니다.

우리는 걸었습니다. 분홍빛 그녀는 붉게 변했습니다.

나는 아무것도 몰랐습니다. 나의 성공에 전율하면서.

그렇지 않으면 그녀도 내가 생각하는 것과 같은 생각을 하고 있었을 테죠.

창백한 나는 베아트리스, 단테, 이름을 불렀습니다.

그녀의 베일이 살짝 열리고, 불타는 나의 눈동자는

반짝였습니다. 사랑에 빠진 자는 호기심이 가득하기

때문입니다.

이리로 오라! 나는 말합니다 ... 그리고 왜 안되겠습니까, 오 신비한 나무요!

숲속에서 - 빅토르 위고 (1802-1885)

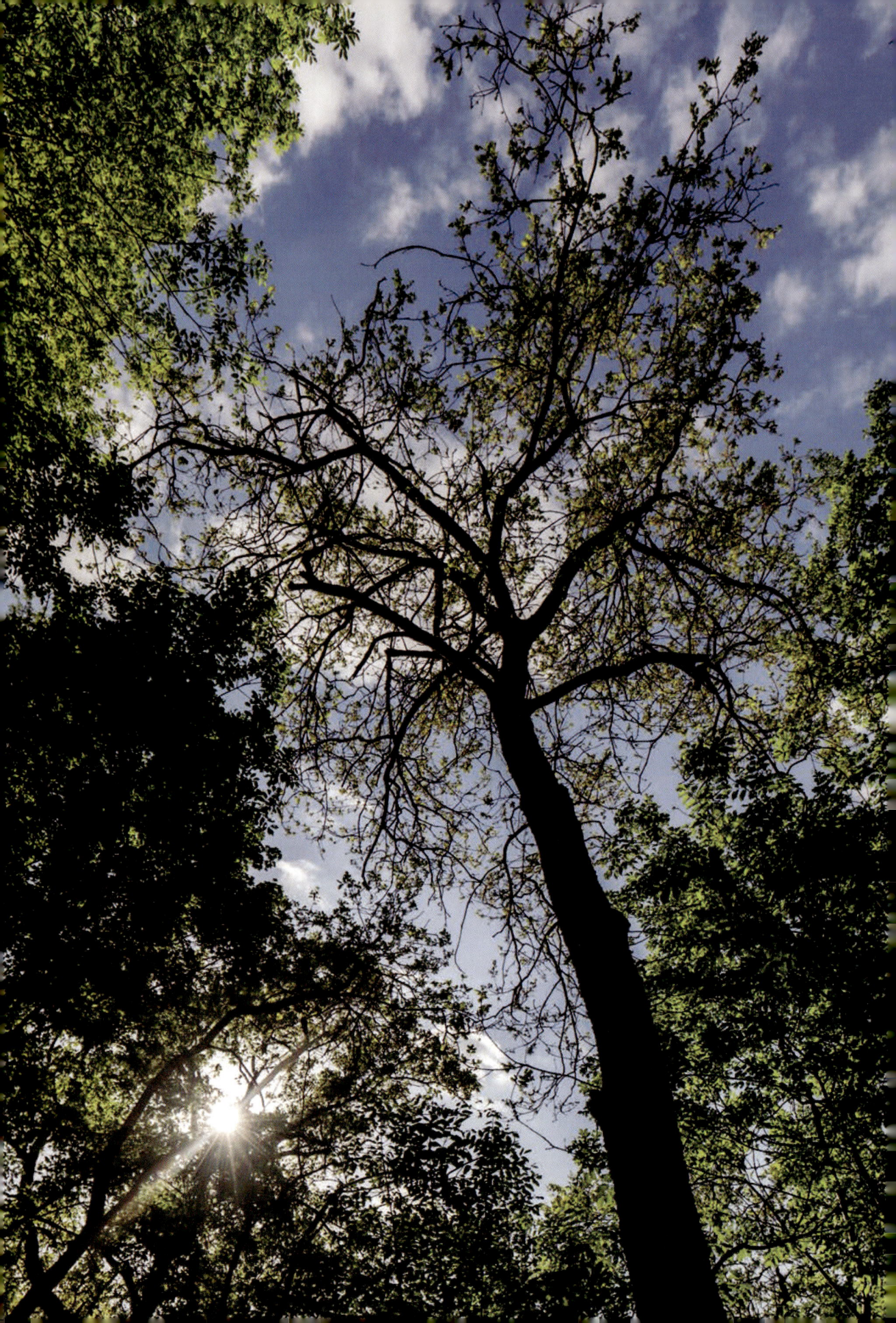

세실 볼리Cécile Bolly의 서문

이 책은 수많은 성찰과 이론적 기준 그리고 다양한 실습을 제시하면서, 숲에서 우리를 치유할 수 있는 기회, 즉 신체적, 정신적, 영적 모든 차원에서 우리의 존재를 돌볼 수 있도록 도와주는 기회를 준다.

이는 특정 조건을 준수하지 않고는 수행할 수 없다. 그 조건을 이 책 전체에서 설명할 것이며, 그 중 몇 가지를 다음과 같이 특별히 강조하고자 한다:

- 느림: 강력한 감각 자극이나 기적적인 치유를 쫓아 숲으로 달려가지 말자. 천천히 걸으며 숲이 우리를 받아들이고, 우리 안에 숲의 정령을 맞이하기에 필요한 시간을 갖자.

- 침묵: 모든 수다는 나무가 제공하는 이미지와 감각 울림으로 인해 우리 안에서 생성될 수 있는 열림과 숲의 심장으로부터 우리를 멀어지게 한다. 이를 위해 모든 것을 통제하고 모든 것을 알고자 하는 우리의 기대, 열의, 열망을 투사하지 않고도 그들을 만날 수 있어야 한다.

- 묵상: 비어 있음의 태도가 필요하다. 즉, 그토록 관대하게 제공되는 것에 우리 자신이 스며들도록 어떠한 의도도 없이 있는 그대로 존재하고, 깨어 있는 감각, 경청하는 마음을 갖는 것이다.

이 책은 독창적인 방식으로 집에서 숲테라피를 체험할 수 있는 조언을 제공한다.

우리의 균형을 위해, 숲으로 가서 자연과의 실제 만남을 통해 지속적이고 반복적인 몸 상태의 개선을 체험하는 것이 필수적이라는 것을 잊지 말고, 실행하도록 하자. 부식토humus와 인간humain과 같은 어원을 가진 '겸손'humilité으로 이 일을 한다면, 우리가 나무와 숲을 찾는 데 바친 모든 에너지는 아름다움, 평화, 기쁨의 형태로 우리의 깊은 내면에 영양분을 공급하기 위해 백배로 우리에게 되돌려줄 것이다!

의사이자 자연 가이드인 세실 볼리Cécile Bolly는 정기적으로 크리 뒤 프르노 생-미쉘CRIE du Fourneau Saint-Michel(나쏜느 Nassogne)에서 '나무와 인식'의 날과 '명상 바구니 제조' 워크숍을 조직합니다.: www.criesthubert.be

1부

숲테라피 개요

모션 블러 기술을 사용한 숲의 예술적인 사진 작업

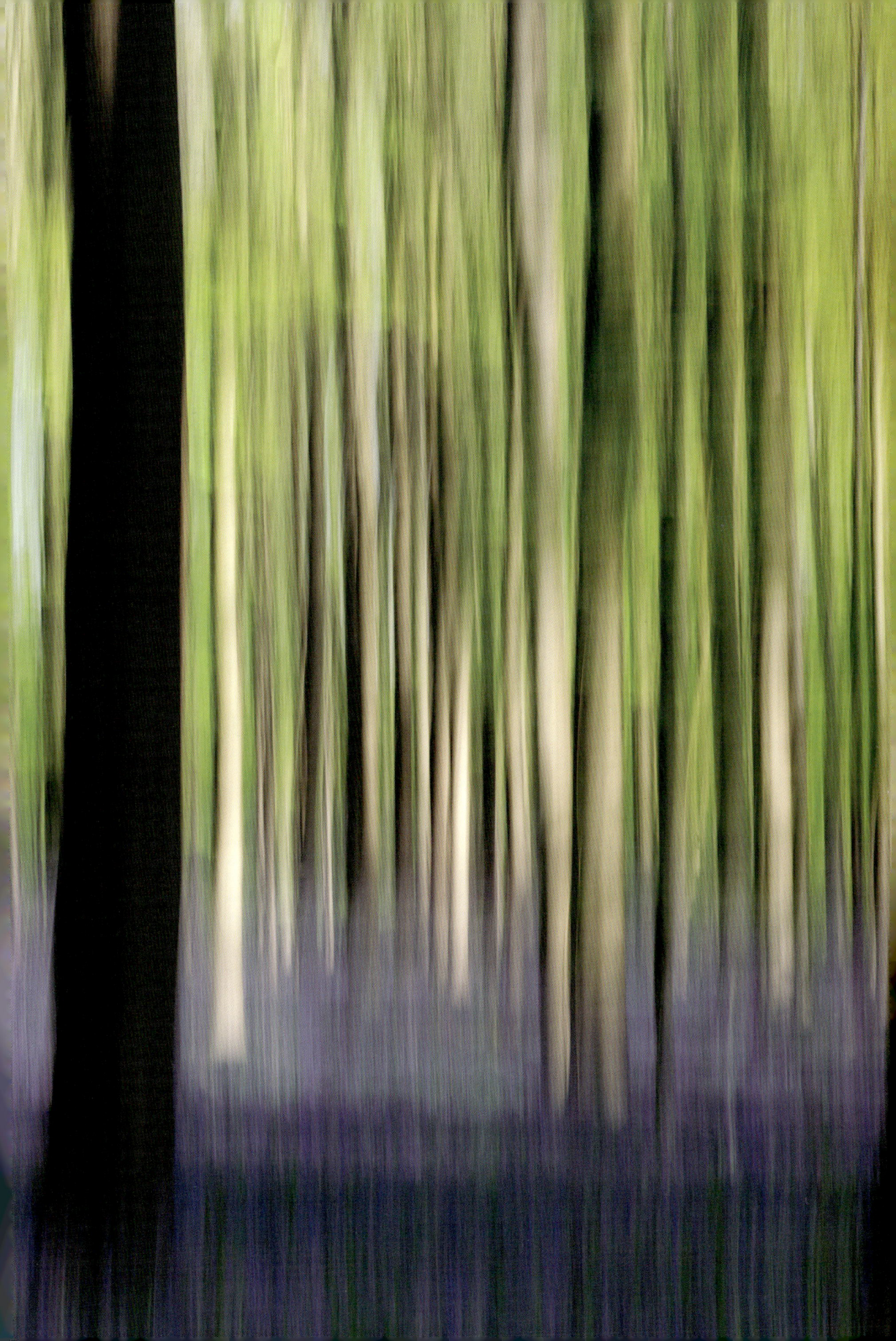

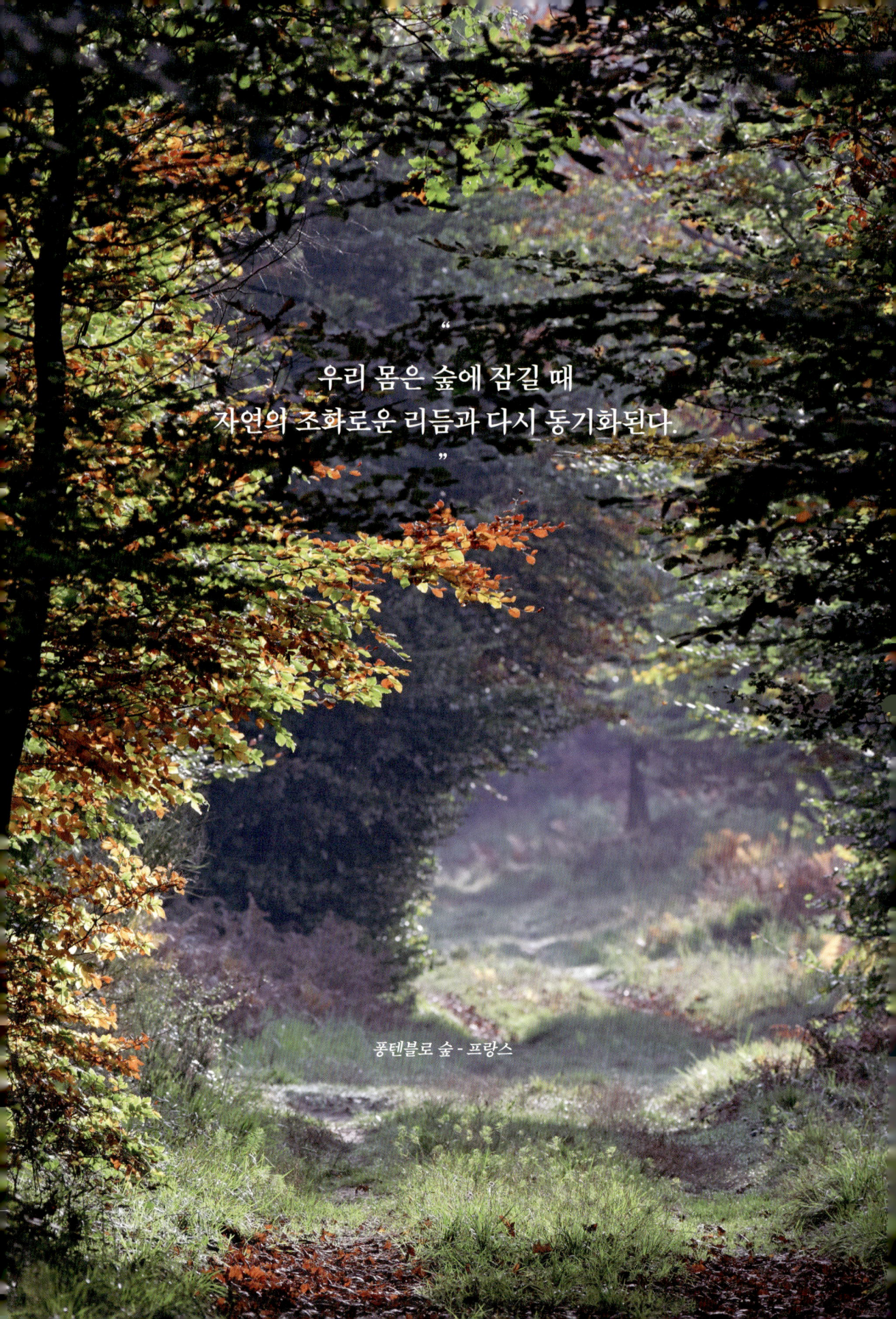

"
우리 몸은 숲에 잠길 때
자연의 조화로운 리듬과 다시 동기화된다.
"

퐁텐블로 숲 - 프랑스

나무와 소통하다

인간은 제례나 전승을 통해 또는 우리와는 다른 수준의 '의식'에 살고 있는 나무 정령이라는 존재와의 만남을 통해 항상 나무와 소통해 왔다.

이 두 생명체 간의 민감한 접촉에 대한 필요성은 삼림욕과 나무와의 접촉을 위한 다양한 정신-에너지-영적 접근법 (때로는 기이한)과 함께 최신화 되었다.

이러한 모든 접근법은 프랑스 산림 관리원인 조르쥬 플레장스Georges Plaisance[1]가 1985년에 창안한 '실보테라피 sylvothérapie(숲테라피)'라는 용어로 재현된다. 숲의 치유적 효능은 이미 1911년 루씨앙 샹셀Lucien Chancel[2]에 의해 기술되었으며 학회 중에 의사들은 이미 '숲 치유'를 제안했다. 실제로, 세균학적으로 건강한 산림 공기에는 오존이나 초기 생성 산소 및 나뭇잎과 바람의 마찰로 만들어지는 수많은 음이온이 포함되어 있기 때문에 인체에 매우 유익하다.

나무에서 방출되는 천연 분자(테르펜, 세스퀴테르펜, 에센셜 오일, 아로마)는 특히 스트레스 상태를 완화하며 깊이 작용하는 진정한 치료 에어로졸이다.

이 책은 구조와 생리학 측면에서 나무와 인간 사이의 근본적인 유사성을 설명한다. 진정한 '나무의 교훈'인 이 유사성을 통해 우리는 수년 동안 과학적으로 입증된 나무와 숲이 우리 몸과 정신에 미치는 치유의 이점을 더 잘 이해할 수 있다.

나무의 이러한 에너지 넘치는 지성은 감추어진 숲의 삶을 부각하는 사진을 통해 과학적으로 밝혀진다.

일본과 프랑스 연구자들은 숲의 심리적, 생리학적 이점과 나무와의 접촉이 우리 건강에 미치는 수많은 과학적 증거를 축적했다. 숲테라피 15분 후 혈압 강하, 심장 일관성cohérence

---

[1] Georges Plaisance (1985): 숲과 건강. 숲테라피에 대한 실용 가이드 ed. Dangles
[2] Chancel: 숲이 우거진 지역이 말라리아와 결핵에 미치는 영향. L'année forestière 1911, p11-2

cardiaque 개선, 스트레스 감소(소변의 아드레날린 수치를 측정하여 정립됨), 수면 개선, 부교감 신경계 활동 증가(전두엽 피질 활동 감소를 측정하여 입증됨), 면역력 증가(그에 따른 알레르기 감소), 종양 및 감염과 싸우는 것으로 알려진 NK세포 증가, 노화 방지 호르몬(DHEA)이 증가한다.

하루 숲테라피의 유익한 효과는 5일 동안 지속되며 전체적인 웰빙 느낌을 갖게 한다. 이는 인체가 수백만 년의 진화 과정에서도 자연을 자신의 주요 성분으로 인식하고 있으며, 해부학적, 생리 학적 관점에서 나무와 수많은 유사성을 가지고 있기 때문이다.

우리 몸은 자연속에 잠기면 자동으로 자연의 조화로운 리듬과 동기화된다. 게다가 숲의 고요함은 우리 내면의 고요함을 다시 불러일으키고 '다른 것'이 나타나도록 해 준다.

현재 '삼림욕' 형태로 실시되는 숲테라피는 일본인의 건강 비법 중 하나이다. '신린요쿠'라는 이 운동은 최소 2시간 동안 숲 속을 의식적으로 천천히 걷는 것이다.

우리가 15년 동안 발전시킨 숲테라피는 나무의 활력을 이용하여 생명력을 높이고 웰빙을 향상시킨다. 특히 숲에서의 실습 과정에서 배우게 되는 특정 호흡 기술과 결합된 나무와의 에너지 넘치는 운동을 통한 역동적이고 다학제적인 접근 방식 덕분에 실용적이기도 하다.

이러한 특별한 에너지 및 호흡 운동은, 예를 들어 '나무 끌어안기'와 같은 정서적 측면 또는 정신을 소통하는 것과는 다른 방법으로, 나무와의 실제적 접촉을 위해 우리의 감각들을 움직이게 한다. 우리는 또한 제모테라피gemmothérapie(싹눈테라피) 추출물 형태의 에너지 전달을 통해 우리의 배터리를 재충전하고 특정 질병을 치료하는 싹눈을 사용한다[3].

이해하려고 애쓸 필요가 없다. 볼 수 없지만 경험을 통해 에너지를 느낄 수 있는 또 다른 숲을 발견하려면 그냥 떠나가면 된다.

운동 전후에 수행된 생체 전기 요법(GDV) 및 생체 공명에서의 에너지 측정을 통해 하루 동안 나무와 함께 운동한 모든 참가자의 필수 에너지가 상당히 증가했음이 확인되었다.

---

3 '싹눈테라피Gemmothérapie' 장 참조

단순한 숲속 산책을 넘어, 능동적으로 숲을 감상하는 것뿐만 아니라, 계절에 따른 삼림 테라피 (자작나무 수액 및 다양한 싹눈 채집), 목욕, 마사지, 인생 나무 심기 등 다양한 치료 도구를 접목한 진정한 능동적 숲테라피를 의미한다.

집에서 숲공기를 치료적으로 활용하는 방법은 다양한 형태로 제시된다(쟈뀌에 에어볼Bol d'air Jacquier, 올팍토테라피Olfactothérapie, 아로마테라피Aromathérapie).

숲테라피 여정은 유럽의 다양한 산림 지역에서 경험할 수 있다.

본 가이드에서는 목재를 생산하는 산업림이 아닌, 우리의 건강에 유익한 천연 방향족 물질을 방출하는 숲, 생명 에너지를 축적하고 내뿜는 숲, 그 에너지를 받기 위해 숲을 찾는 모든 사람을 위한 숲에 대해 설명한다.

"
나무처럼 사람도 살기 위해
흙, 물, 공기, 빛이 필요하다.
"

깡똥 데 그리종 Canton des Grisons 숲 - 스위스

나무와 인간의 유사성

나무는 진화 중에 인간의 체질 내면 깊숙이 흔적을 남겼다. 이는 복잡한 통신망을 형성하며, 폐, 정맥, 림프 그리고 신경 회로망 형태로 내장되었다. 나무가 하는 모든 것은 인간에게 옮겨질 수 있다.

다양한 유사성은 해부학적 관점 뿐만 아니라 생리학적, 상징적 관점에서도 인간과 나무를 연결한다. 우리 자신에 대한 상징적인 성찰은 우리가 뿌리를 내리고, 숨을 쉬고, 빛과 열기에 이르는 길을 찾도록 격려한다. 헨리 데이비드 소로Henry David Thoreau는 그의 저서 월든Walden에서 다음과 같이 아주 정확하게 상기시킨다. "하늘을 향해 똑같은 비율로 올라가지 않는다면 왜 인간이 그토록 굳건히 땅에 뿌리를 내리겠는가?"

나무는 프로이트, 특히 융이 사랑하는 심층 심리학의 원형 중 하나이다. 마리오 메르시에 Mario Mercier[1]는 다음과 같이 표현한다. "우리의 감정은 우리의 식물성에 참여한 나무처럼 우리의 존재 상태와 공명하면서 움직이는 에너지이다".

나무와 인간은 그들의 구성과 기능 안에 원소를 통합하는데, 둘 다 진정한 통합 생태계로 기능한다. 둘 다 영양을 공급하고 일정한 온도를 유지하기 위해 물(수액)이 필요하고, 폐/잎을 채우기 위해 공기가 필요하며, 뼈 구조/가지를 생성하기 위해 흙이 필요하고, 체온/광합성 기능을 확보하기 위해 불/빛이 필요하다.

시그니처 이론은 식물의 징후[2]와 질병 또는 인체 해부학 징후 사이의 유추 관계를 가능하게 하는 기술 중 하나이다.

식물의 모양은 환자의 증상과 어느 정도 유사하므로 환자의 내부 상태를 알려준다.

이것이 우리가 인체와 나무의 특정 부분, 즉 음경의 귀두와 참나무의 도토리, 척추의 추간판과

---

1 Mario Mercier, 거장 나무의 가르침.
2 CROLLIUS Oswald: 1976: 서명에 관한 논문 또는 크고 작은 세계의 사실적이고 생생한 해부학, éd. Sébastiani, 128 p.

| 나무와 인간의 유사성

대나무의 마디, 뇌의 소용돌이 구조와 호두 커널 사이의 유추적 관계를 확립할 수 있는 방법이다. 뇌를 둘러싸는 수막과 호두 낱알의 덮개(뇌cerveau와 호두 낱알cerneau은 단 한 글자로 구별되므로 음성학적으로도 가깝다!), 두개골과 호두 껍질, 머리 두피와 호두 외피, 두 개의 대뇌 반구와 은행나무 잎, 머리카락과 모과나무 열매 위에서 발견되는 솜털 덮개, 심장과 레몬, 출혈과 붉은 백단, 옴과 소귀나무의 열매 ...

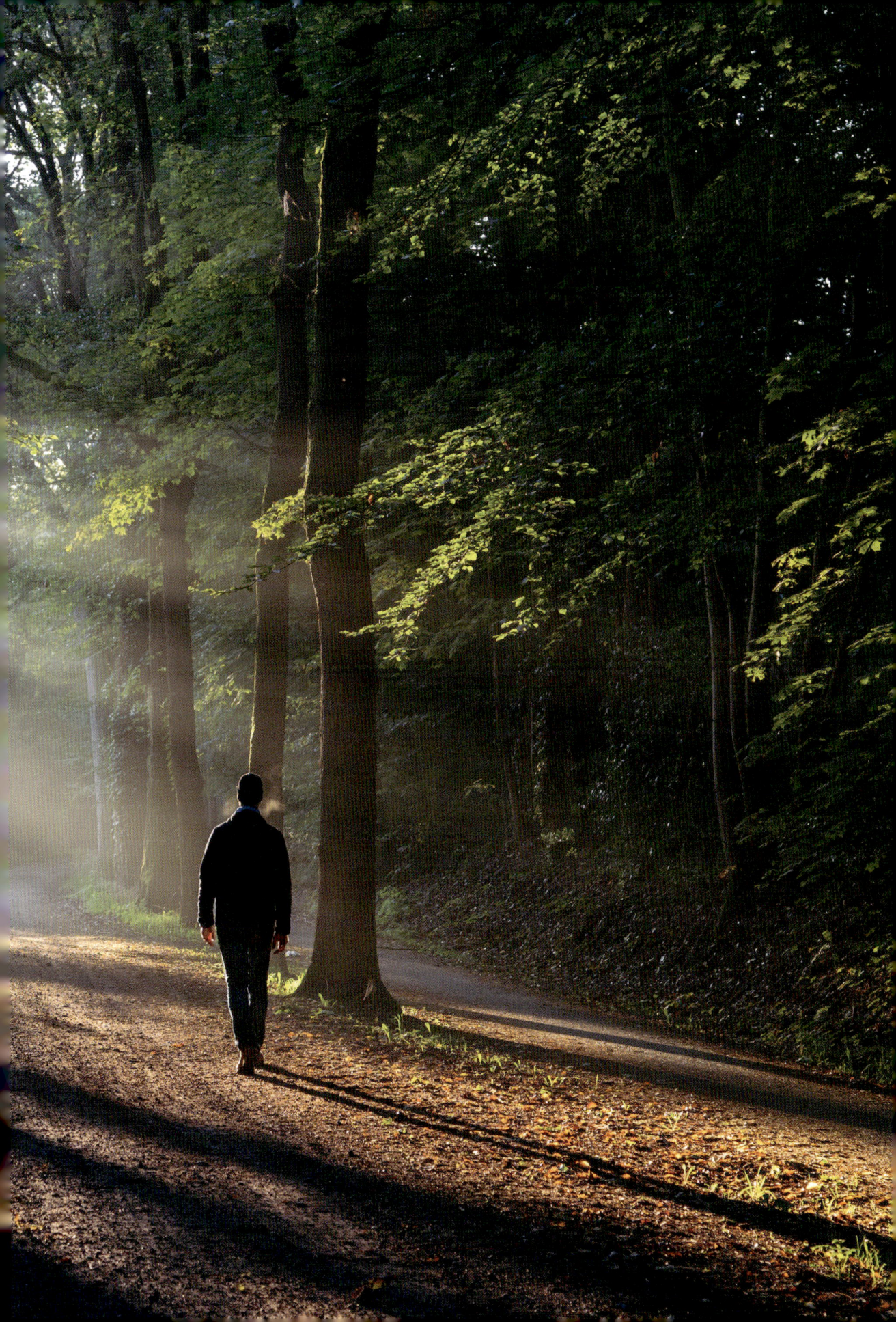

| 나무와 인간의 유사성

유사성	나무	인간
외면	나무는 잎을 통해 넓은 외부 표면적을 발달시킨다.	인간은 장 융모 표면과 폐포의 표면에서 보여주듯이 내부 표면에서 발달된다. 나무가 외부에서 하는 일을 인간은 내부 과정에 통합시킨다.
몸통	우주 에너지와 지구 에너지가 교차하는 나무 몸통은 사원의 기둥과 유사하다.	하늘과 땅 사이에 있는 인간의 주요 대사 영역인 몸통은 척추와 유사하다.
껍질	나무껍질은 변덕스러운 날씨, 화재, 포식자로부터 나무를 보호한다.	나무껍질과 유사한 피부는 마찬가지로 몸을 보호해 준다.
삼원 구조	식물 해부학적으로 나무는 변재/부름켜/목재 3가지 조직으로 구성된다.	인간은 내배엽/중배엽/외배엽 3가지 배아 조직으로 구성된다.
심장	나무의 심장(중심부)은 임업에 사용될 수 있는 부분을 구성한다.	인간의 심장은 혈액이 왕복으로 흐르는 중심 부분을 구성한다.
발	나무의 발(밑부분)은 안정성과 수직성에 기여한다.	인간의 발은 수직성과 안정성에 기여한다.
골수	수질(골수)은 몸통 중앙에 위치한다.	골수는 척추를 구성하는 척추뼈 안에 있다.
뿌리	뿌리가 강하고 깊을수록 나무는 더 높이 자랄 수 있다.	사람이 영적으로 성장하려면 좋은 뿌리가 필요하다.
발목 (갈고리)	2개의 나무 조각을 연결하는 데 사용된다.	쇄골(라틴어로 쇄골=발목)이 팔을 몸통에 연결하는 것처럼 발목은 발을 신체의 나머지 부분에 연결한다!
부식	나무의 영양이 풍부한 땅, 유기물을 분해하는 곰팡이와 박테리아의 공생.	인간 및 내부 부식질과 유사하게: 장내 식물상의 공생, 섭취된 유기물의 '퇴비화 장치'

왕관	나무 꼭대기는 (숲의) 임관을 형성한다.	왕의 왕관, 내면의 왕권을 이룬 왕관을 쓴 남자.
수직	나무는 수직적이다.	성인 인간은 나무처럼 수직적이다. 네 발로 걷는 동물과는 다르다.
분자구조	엽록소는 중앙에 반자성 마그네슘 원자가 있는 테트라피롤 분자이다.	헤모글로빈은 중앙에 자성 철 원자가 있는 테트라피롤 분자이다.
역생리학적 과정	나무는 광합성을 하는 동안 CO_2를 소비한다.	호흡하는 동안 CO_2가 생성된다.
보색	엽록소는 파란색과 빨간색 빛을 흡수하기 때문에 녹색이다. 형광등에서는 빨간색으로 보인다.	피는 빨간색이지만 형광등에서는 녹색으로 보인다.
성장	나뭇잎과 수액을 통한 태양 성장.	심장과 혈액을 통한 태양 성장.
순환	수액의 순환.	혈액과 림프의 순환.
신경	잎맥은 영양분과 정보를 운반한다. 나이테는 전기 축전기처럼 작동한다. 나무는 실제 "지구 플러그" 역할을 한다.	신경은 신경 자극과 정보를 전달한다. 신경의 수초는 나무의 고리와 기능적으로 유사하다.

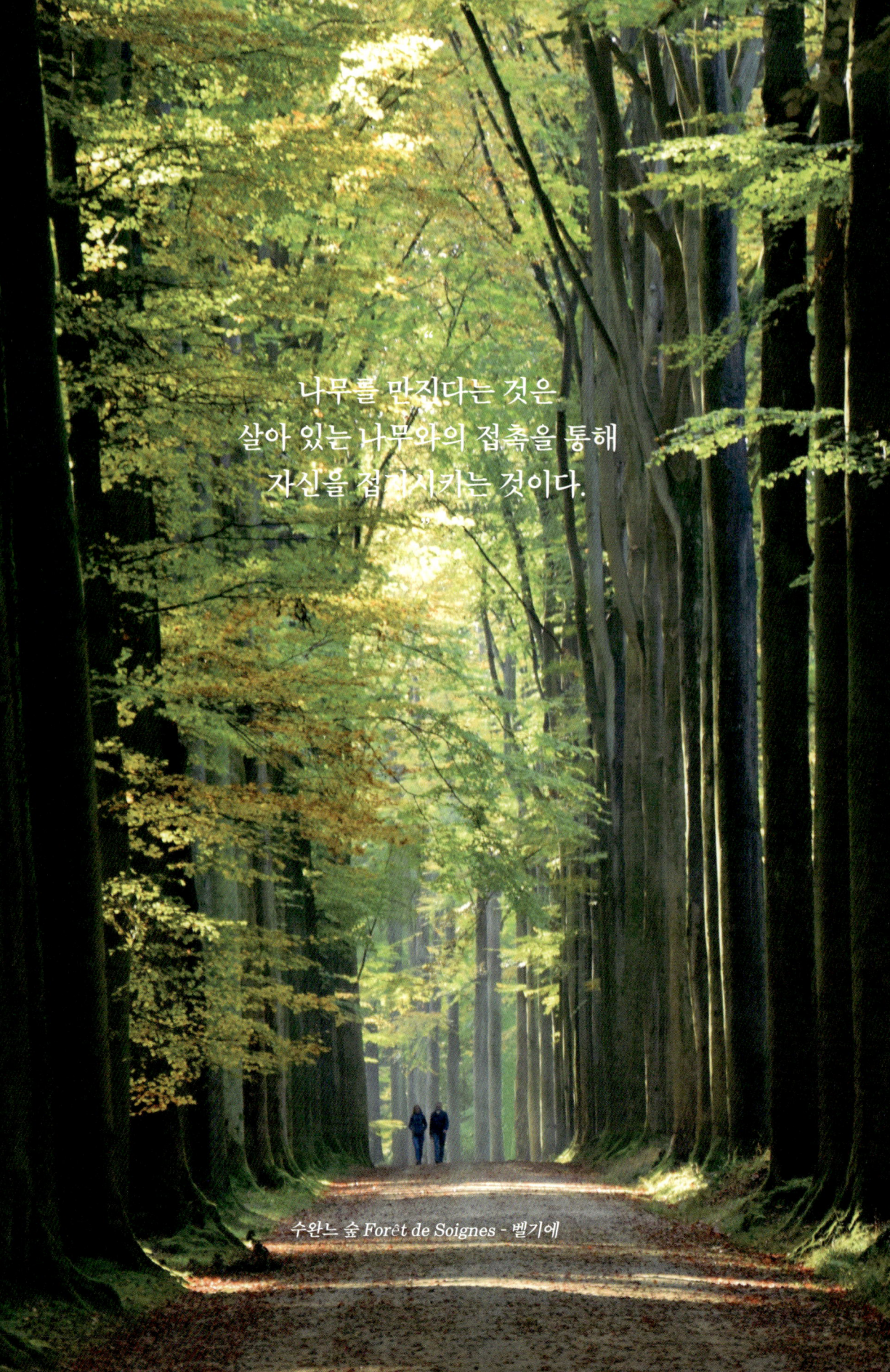

"나무를 만진다는 것은
살아 있는 나무와의 접촉을 통해
자신을 접지시키는 것이다.

수완느 숲 *Forêt de Soignes* - 벨기에

숲테라피의 장점

◆ **숲공기의 장점**

우리가 호흡하는 숲공기는 주로 물과 다양한 유기 및 무기 입자, 음전하 이온으로 구성된 에어로졸이다.

잎 표면에서 생성되는 산소는 광합성 과정에서 물(H_2O)과 이산화탄소(CO_2)가 분해되어 발생한다는 것은 오래전부터 잘 알려진 사실이다. 그런데 이것이 음이온화된 형태라는 것은 잘 모른다. 이러한 음이온은 음전하(H_2O 및 O_2)의 운반자로 우리가 숲에서 숨을 쉴 때 '더 가벼운 공기'라는 느낌을 준다(새로 막 생성된 산소는 폐포로 더 잘 들어간다).

프란시스 알레Francis Hallé[1]에 따르면 한 그루 나무의 잎들은 1헥타르가 넘는 표면적을 차지하며 빛과의 교환을 극대화하는 진정한 태양 전지판이다. 이것은 왜 숲의 산소 생산량이 초원의 산소 생산량보다 3배 더 많은지를 설명한다!

나뭇잎의 증발산 덕분에 나무는 숲 표면의 습한 대기를 유지하는 데 기여하는 동시에 수증기 안에 응축 핵이 나타나게 하는 전기를 띤 휘발성 물질을 방출하여 국지적으로 비가 내리도록 한다.

숲은 또한 적은 양으로도 순환과 호흡을 활성화하는 살균 특성을 지닌 오존[2]을 생성한다. 이는 이미 1863년 W. 아일랜드W. Ireland가 숲의 유익한 작용의 핵심으로 언급하였다. 오존은 밤과 폭풍우가 치는 날씨에 더욱 풍부해지며, 나무가 생산하는 방향성 물질과 함께 시너지 효과를 발휘한다. 우리는 오존이 수지류 수목에서 더 풍부하게 생성되고, 오염에 따라 감소된다는 것을 확인하였다(밤에는 테르펜뿐만 아니라 오염 물질도 산화된다).

---

1 Hallé F : 식물의 찬양Éloge de la plante, Paris, Seuil, 1999
2 오존은 자외선에 의해서도 생성된다. (O_2와 O_2-로 분해된다.)

| 숲테라피의 장점

숲의 공기와 토양은 음전하를 띠는데, 특히 수지류 수목의 뾰족한 침엽을 통해 활엽보다 음전기가 더 쉽게 방출될 수 있다. 음이온은 침엽에 가해지는 바람의 마찰에 의해 운반되며, 찬 바람에서 더욱 두드러진다.

음이온은 폭포, 내리는 눈 등에서 자연적으로 생성되는 반면, 양이온($H+$, $H3O+$, $N+$ 등)은 에어컨(특히 비행기의 '독성' 공기), 담배 연기, 전기 히터, 산업용 가스 및 차량 배기 가스에서 생성된다. 특히 폭풍이 오기 전에 증가하는데, 이는 '날씨에 민감한' 사람들의 짜증내는 반응을 설명해 준다.

산소보다 더 중요한 것은, 산책하러 숲으로 오는 사람들이 호흡하는 음이온이다. 이 음이온은 1930년 포보 드 쿠르멜Foveau de Courmelles[3]이 설명한 것처럼 '전기 위생적' 방식으로 작용한다. 양이온과 음이온 사이의 균형(공간 전하)은 살아 있는 유기체의 생물학, 특히 건강에 매우 중요하다. 이것은 비가 내린 후의 숲 냄새가 호흡을 촉진하는 이유를 설명한다.

여러 가지 기상 매개변수, 특히 햇빛, 습도, 비, 폭풍 등이 우리가 숨쉬는 공기 중 이온의 존재에 영향을 미친다. 따라서 대기압의 저하는 양이온의 증가에 기여하는데, 특히 거센 바람이 불기 전에 관찰된다. 이러한 압력 강하는 낮은 대기를 양이온으로 이온화하는 방사성 가스인 라돈의 방출을 촉진하고 양이온의 수명을 길어지게 하기 때문에 건강에 좋지 않다.

꿀벌은 양이온에 자극을 받는다. 따라서 압력 강하에 선행되는 폭풍 전에 꿀벌은 더 쉽게 침을 쏜다.

습한 숲 공기는 좋은 전도체이기 때문에 전위와 숲 공기의 이온화는 시너지 효과를 발휘한다. 따라서 침엽수 아래에는 음이온이고, 호두나무 아래에는 양이온이다! (아마도 전통적으로 호두나무 아래에서 자지 말라고 권고한다는 사실로 설명되는 듯하다).

플레장스Plaisance에 따르면 숲 밖에서는 전위가 약 100-130V/m이고 숲에서는 줄기와 뿌리에 의해 나뭇잎이 접지되기 때문에 0이다. 따라서 나무는 숲테라피 운동 중에 우리가

---

3 Foveau de Courmelles: 전기위생의 숲. 네이쳐, 과학지 및 예술과 산업에 대한 응용. 2834호, 1930년

사용하는 실제 '접지' 역할을 한다.

우리는 이렇게 과도한 양이온을 나무를 통해 '방출'한다. 왜냐하면 나무를 만진다는 것은 살아 있는 나무와 접촉함으로써 '접지'되는 것이기 때문이다. 나무의 전기장은 전도성으로 측정된다[4].

신발이 우리를 이 '지면'의 접촉으로부터 차단하는 반면, 맨발로 숲속을 걷는 것은 발전소인 인체를 접지시켜 정전기를 방출할 뿐만 아니라 음이온으로 우리 자신을 충전할 수도 있게 해 준다. 우리는 자연과 '에너지적' 조화를 이루면서 땅에 전기적으로 '고정'되도록 자연스럽게 설계되었다.

그러므로 우리는 피부에 수천 볼트의 전위를 발생시키는 합성 의류와 속옷의 착용을 피해야 한다.

이러한 축적된 정전기 전하는 결국 동일한 극성의 이온을 밀어내고 때로는 신체에서 금속 물체로 방전되는 순간으로 나타난다(예: 손에서 자동차의 금속 손잡이로 발생하는 방전).

음의 숲 전기장은 다음을 촉진한다:

- 부교감 신경계 ('스트레스를 받는 신경질적인 사람', 알레르기가 있는 사람, 불안한 사람 등에 도움이 됨): 프레이Frey[5]는 우울증 환자와 탈진 환자에게 긍정적인 음이온의 항불안 작용에 대해 증명했다. 할콤Halcomb과 커크Kirk[6]는 음이온에 노출된 경우 피험자의 반응 시간과 피로도가 감소했고, 양이온에 노출된 경우 그 반대 결과가 나타났음을 관찰했다.

- 의사 결정: 양이온으로 충전된 공기와는 달리, 알프스의 푄(Foehn)이나 이스라엘 네게브 사막에서 부는 샤라브(Sharav)와 같은 건조하고 뜨거운 바람은 공격성과 세로토닌

---

4 Burr A.S: 나무 잠재력. Yale J. Biol. Med. 1947,19:311-318
5 Frey A.H.: 작은 음이온 처리를 통해 조건화된 감정 반응 수정. 비교생리심리학저널, 1967,63,121-125
6 Halcomb C.G. et Kirk R.E.: 경계 작업 수행에 대한 공기 이온화의 영향. 공학 심리학 저널, 1965,14,120-126

(소변 배설)을 증가시키고(다논Danon 과 설먼Sulman[7]), 때로는 다소 격렬한 메스꺼움과 편두통을 동반하기도 한다. 그래서 탈무드의 전승에서는 "남풍이 불 때에는 사형을 선고하지 말라"고도 언급하고 있다.

- 호흡 및 기관지 연동 운동: 날숨을 쉴 때마다 우리는 수십억 개의 양이온(예: H^+)을 방출하며 폐포 표면은 음전하를 띠게 된다. 이것은 아마도 음이온과 숲에서의 호흡 운동 후에 수면의 질이 향상되는 이유를 설명할 것이다.

천식(슈칼로바Shukalova[8])과 천식성 기관지염도 마찬가지인데, 기관지 경련과 천식의 심리적 측면 모두에 작용하는 음이온화에 의해 개선된다. 꽃가루에는 큰 양이온이 포함되어 있다는 점을 기억하자 (침엽수 꽃가루는 무해하다). 이는 실제로 폐포의 정전기적 불균형으로 인한 '알레르기 유발' 활동을 부분적으로 설명한다.

이온은 흡입하는 경우에만 생물학적으로 활성화되며(맥 도날드Mc Donald[9]), 콧구멍 노출만으로는 충분하지 않다(바흐만Bachman[10]). 크랜델Crandell[11]은 인간의 폐에 흡입된 이온이 유지되고 있음을 입증했다. 이는 숲에서 호흡 운동을 하는 동안 특히 폐에 음이온의 흡수가 더 잘되게 하는 호흡 유지를 연습하는 이유를 설명한다.

- 근 긴장도 증가(스트라우스Strauss[12]): 수축이 더 빨라지고 근력과 지구력이 증가한다.
- 식욕 증가: 갈증과 배고픔, 성적 욕구 증가(볼코브Volkov[13]). 크루제Krueger[14]는 음이온화 후에 시토크롬 산화효소가 촉진되는 것과 마찬가지로 음이온이 크렙스 주기(세포 호

---

7 Danon A. et Sulman F.G.: 세로토닌 대사에 나쁜 평판이 있는 바람의 이온화 효과. 국제생물기상학저널, 1969,13,suppl. 4, 135-136
8 Shukalova Z.P., Pavluk T.N.: 이온화된 공기를 이용한 기관지 천식 환자의 치료(러시아어), 이온화된 공기의 작용에 관한 제2차 회의, Riga, 1957년 8월
9 Mc Donald R.D. et alii.: 흡입 없는 공기 이온 처리의 일부 생리적 효과. 국제생물기상학저널, 1965, 9, 141-147
10 Bachman C.H. et alii.: 측정된 공기 이온의 일부 생리적 효과. 국제생물기상학저널, 1965, 9, 127-139
11 Crandell M.E.: 인간이 흡입한 공기 이온의 보유. 항공우주의학, 1968, 39, 972-974
12 Strauss H. et alii.: 적당한 음의 공기 이온화의 영향을 받는 운동선수의 훈련 결과 향상. 스포츠 의학, 1965, 5, 171-175
13 Volkov G.K. et alii.: 공기 이온화는 황소의 성행위를 자극한다(러시아어). 수의사, SSSR 1963 40,47-48
14 Krueger A.P.: 기체 이온의 일부 생물학적 특성. 알버트 아인슈타인 의료 센터 저널, 1960, 8, 78-88

흡)를 가속화한다는 것을 증명했다(시어멜리Csermely[15]). 지질혈증과 콜레스테롤 조절에서도 마찬가지다(스트라우스Strauss[16]).

- 내분비선 생성 (갑상선, 부신 자극 등): 15년 동안 이 주제에 대해 연구를 진행한 올리브로Olivereau[17]에 따르면 음이온은 스테로이드 합성을 증가시키는 데 도움이 된다. 시상하부-뇌하수체 복합체의 자극과 긍정적인 심리적 영향에 있어서도 마찬가지다. 그의 연구에 따르면, '날씨 변화'와 관련된 관절통은 양이온과 음이온 사이의 비율 증가에 기인한다. 또한 양화된 공기(콜로이드 파괴, 콜레스테롤 침전, 산중독 등)에서 쥐의 사망률이 더 높다는 것을 증명했다.

- 음이온의 진통 작용: 특히 화상의 경우 화학적 진통제를 줄일 수 있을 뿐만 아니라(데이비드David[18]) 신경증 환자에게 흔히 발생하는 위장 궤양 개선도 입증되었다(델아누Deleanu[19]).

- 편두통 및 혈압의 정상화: 이미 테르노보이Ternovoï[20]가 관찰했으며 특히 일본 연구자 송Song이 확인했다.

- 혈액 침강 속도 감소(랑즈벵Langevin[21]): 적혈구와 내피는 음전하를 띠고 정맥과 동맥의 외벽은 양전하를 띠고 있음을 기억하자. 게다가 우리는 나무 수액이 음이온을 운반한다는 것을 알고 있는데, 이는 혈액 순환에 대한 자작나무 수액의 유익한 작용을 부분적으로 설명한다.

---

15 Csermely T.J. : 공기이온의 생물학적 작용 메커니즘에 관한 양자 생화학적 관점. 국제 생물 기상학 저널, 1967, 11, Suppl. 3, 317
16 Strauss et alii.: 지질혈증 및 콜레스테롤혈증의 조절 과정에서 공기 이온의 개입에 대하여. 국제생물기상학저널, 1968, 12, 241-249
17 Olivereau J.M.: 대기 이온화와 그것이 동물과 인간의 행동에 미치는 영향. L'année psychologique. 1976, vol76, n°1 p213-244
18 David et alii.: 화상 치료에 보조적으로 사용되는 극성 공기. 미국 물리 의학 저널, 1960,39,111-113
19 Deleanu M.;, Frits T, Florea E. : 위궤양 치료에서 이온화된 공기의 작용. 국제생물기상학저널, 1965, 9, 161-165
20 Ternovoï K.S.: 혈관 질환과 숲, 키예프, 1978
21 Langevin A.: 대기 이온과 생명. 네이쳐, 1962, 401-410

| 숲테라피의 장점

- 지적 기능 및 반응 시간 개선: 취제스키Tschijewski[22]는 이미 건강에 유익한 효과 (콜로이드에 대한 작용, 박테리아 파괴 등)를 위해 공기의 인공적인 음이온화를 권장하고 있으며, 이는 집에서 할 수 있는 천연 산소 요법인 '쟈뀌에 에어 볼Bol d'air Jacquier[23]'을 통해 관측되었다.

설먼Sulman과 아사엘Assael[24]은 음이온으로 충전된 방에서 뇌의 알파 리듬 주파수 감소와 진폭의 20% 증가와 두 대뇌 반구의 동기화를 관찰했다. 특정 에센셜 오일의 확산을 통해 또는 자연적으로 산, 개울 근처 또는 바다에서 공기를 호흡하면서도 이 효과를 얻을 수 있다.

-먼지 입자, 곰팡이, 박테리아, 알레르기 유발 물질 제거와 숲속 공기에 존재하는 휘발성 유기 화합물(VOC). 피부는 양전하를 띠고 나무는 음전하를 띠고 있다. 따라서 나무를 만지고 맨살을 숲의 기후에 노출시키는 것이 유익하다.

음이온이 최대치에 이르는 시간은 오전 4시경이며, 이는 미국의 유명한 식물학자 헨리-데이비드 소로Henri-David Thoreau가 1845년에 선언한 바와 같이 해가 뜨기 전 이른 아침의 운동과 숲속 산책이 가장 큰 효과가 있다는 수많은 관찰[25]을 확증해 준다. 그는 <왈덴Walden>에서 말한다. "아, 아침 공기! 사람들이 하루의 원천이 되는 이 아침 공기를 마시기를 거부한다면, 아침의 양식을 잃어버린 이 세상 사람들의 안녕을 위해 병에 담아 노점에서 팔아야 할 것이다."

---

22 Tschijewsky A.L.: 건강한 유기체와 질병에 걸린 유기체에 대한 대기 공기 이온화 및 인공 공기 이온화 작용, In Pierry M., 의학 기후학에 관한 논문, Paris, Masson 1934, 1, 661-673.
23 Jacquier (1950) 흡입기(음전하 에어로졸)에 활성화된 테레빈유 에센스를 분사하여 '에어볼'. 가정에서 즐기는 '전나무'의 신선한 공기! (voir www.boldairjacquier.com).
24 Sulman F.G, et Assael M. et alii.: 공기의 인공 이온화가 뇌파에 미치는 영향, 이스라엘 의학 저널, 1974, 10, 505
25 Endrös: 지구의 방사선과 그것이 생명에 미치는 영향, Au signal, Lausanne, 1987

◈ 숲공기의 살균작용

숲공기(테르펜이 풍부함)는 세균학적으로 깨끗하다. 많은 휘발성 숲물질(일반적으로 유칼립투스, 소나무, 전나무, 시나몬, 클로버, 포플러 등과 같은 나무의 에센셜 오일에서 발견됨)은 수많은 병원균의 살균제이다.

12세기 베네딕토회 수녀원장 힐데가르드Hildegard de Bingen[26]는 이미 실베스타 파인에 대해 다음과 같이 언급했다. "만약 전염병이 양 떼를 공격하여 죽게 한다면, 양 떼 앞에 이 나뭇가지를 놓아 녀석들이 냄새를 맡을 수 있도록 하십시오… 그러면 머리 속에 있는 감염과 부패를 제거하기 시작할 것입니다…"

고대의 의사 안틸루스(3세기)는 훈증으로 천식을 치료하기 위해 뜨거운 석탄에 수지 나무를 던졌고, 갈레노스(2세기)는 질병을 치료하며 정화하고 예방하는 월계수가 강장 효능을 갖고 있다고 여겼다. 그래서 월계수 잎을 태워 공기를 정화하고, 에센셜 오일을 호흡하여 기억력을 자극했다.

로렐laurel(월계수)은 '바깔로레아baccalauréat'의 어원이다. 실제로 승리자와 시인 모두에게 수여된, 영광과 재능의 상징인 월계관은 장군, 황제, 문인의 머리를 장식했다. 학사학위(baccalaureate)라는 용어는 월계수(laureae)의 열매(baccae)라는 라틴어에서 유래되었다.

코로나바이러스에 맞서 싸우려면 오레가노, 클로버, 시나몬, 로렐을 넣은 블랜딩을 마스크 위에 뿌리거나 콧구멍 안이나 코 아래에 직접 바르는 것이 좋다. 예방을 위한 조치로 이 블랜딩을 매일 아침 가슴에 문질러도 된다. 우리는 그렇게 흡입할 공기의 성질을 변경시킨다. 여러 가지 살균 작용 블랜딩을 디퓨저를 사용하여 집 안에 분산할 수 있다.

미쉘Michel M. F.[27]는 로손 사이프러스와 오스트리아 소나무 침엽 추출물에서 황색포도상

---

26 Bingen H.: 신성한 피조물의 섬세함에 관한 책, (물리학). Ed Jerome Million, Grenoble 1988
27 Michel M.F.: 휘발성 항균물질 생산 par Chamaecyparis lawsonia et Pinus nigra,Pl. Med. Et Phyto.XII,3,1978, p217-219

| 숲테라피의 장점

구균에 대한 항생물질 측정을 수행했다.

정균 작용은 발아 시 어린 싹에서 더 두드러진다. 이는 특히 A.I.G.[28]가 검증한 수많은 항생 특성을 지닌 농축된 글리세린 침수액 형태의 신선한 소나무 싹을 사용하는 싹눈테라피(gemmothérapie)의 타당성을 확인시켜 준다.

또한 쟈뀌에 에어볼Bol d'air Jacquier은 혈액 산소화에 유익한 음이온이 풍부한 에어로졸 발산을 위해 (소나무 수지를 증류하여 얻은) 랑드Landes 소나무 테레빈유를 사용한다. 우리는 랑드 '수지 작업자'들은 폐 질환이 드물다는 점에 주목해야 한다.

많은 식물의 살균 물질(테르펜 등)은 나무들 사이의 의사소통 방식이다. 노박Novak[29] 교수의 연구에 의하면, 이 물질은 쉽게 폐로 들어가고 기분을 좋게 한다. 그 농도는 온도에 따라 증가한다. 따라서 숲의 습한 공기와 음전하를 띤 휘발성 물질 덕분에 거담이 더 용이해진다.

◈ 삼림욕의 역할과 효능

숲은 대기압의 변화와 소음을 줄여 주고 햇빛과 방사선으로부터 보호해 주며 방사능 및 대기 오염을 필터링한다(잎에 부착된 후 비에 의해 제거되는 먼지 및 미세 입자 감소).

나무를 포함한 대다수의 식물은 특히 밀폐된 공간에서 스펀지처럼 공기를 정화한다. 실내 식물과 나무(무화과나무 등)의 작용은 VOC(휘발성 유기 화합물) 흡수에 대한 나사NASA의 연구[30]에서 확인되었다.

---

28 A.I.G.: 국제싹눈테라피협회Association internationale de gemmothérapie. www.feh.be
29 Novak D. et alii.: 미국의 대기 질과 인간 건강에 관한 나무와 숲. Greenfield 2014
30 B.C. Wolverton, Ph.D., Rebecca C. McDonald: 에너지 효율적인 주택 및 미래 우주 정거장 내부의 오염된 공기에서 포름알데히드를 제거하기 위한 관엽 식물 NASA TM-84674, 1982년 12월

우리 몸이 자신의 자연적 환경으로 인식하는 자연과의 연결 부족으로 인해 여러 질병이 발생한다. 이 '후생유전적 기억'의 인식은 사냥, 채집, 자연에서 불 피우기, 그리고 스스로를 보호하는 행동을 관장하는 반사 신경 형태로 우리 뇌의 해마에 수백만 년 동안 내장되어 왔다. 본능적으로 자연은 우리를 이완시키고('전원에서 휴식하기') 치유한다. 자연은 몸과 마음 모두를 위한 치료제이다.

현재 컴퓨터로 인한 신체의 영구적인 자극은 심리학자 크레그 브로드Craig Brod[31]가 1982년에 '테크노 스트레스'라고 명명한 현상을 초래한다. 이러한 과도한 만성 스트레스는 교감신경계에 해롭다. 또한, 우리 사회는 다양한 전자기(전자파)와 대기오염(미세입자)을 발생시키고 있다.

컴퓨터의 과도한 빛은 수면을 방해한다. 청색광은 눈의 망막 세포를 손상시키고, 눈이 피로해지며 다양한 증상(두통, 근육 긴장 등)으로 나타날 수 있다.

진정한 예방 및 치료 의학인 숲테라피 삼림욕의 이점 연구로 일본 과학자[32]는 숲 산책 전후에 타액의 코티솔(스트레스 호르몬) 수치를 측정하여 스트레스가 감소한다는 사실을 증명했다. 마찬가지로 당뇨병 감소도 관찰되었다.

숲속을 걷는 것은 면역력을 자극하고 수면의 질은 물론 수면 시간도 15% 증가시킨다. 오후 산책은 아침 산책보다 수면의 질을 더 좋게 한다.

일본 연구원[33]은 NK(Natural Killer) 세포(종양 및 감염에 맞서 싸우는 세포) 수의 증가와 항암 단백질(그래눌리신, 퍼포린, 그랜자임 A 및 B) 증가를 증명했다.

우리는 숲테라피로 인한 이완 덕분에 부교감 신경계의 조절과 교감 신경계 활동(스트레스)의 감소를 관찰하였다. 또한 DHEA(부신에서 분비되는 노화방지 호르몬 및 남성과 여성 성호르몬의 전구체)의 증가도 확인했다.

---

31 Brod, Craig: 기술 스트레스 관리: 컴퓨터 기술 사용 최적화. Personnel Journal, v61 n10 p753-57 Oct 1982
32 Ohtsuka Y., et alii.: 신린요쿠. 당뇨병 환자의 혈당 수치를 효과적으로 감소. 1998년
33 Li Q.,Miyazaki Y.,et al.: 삼림욕 여행은 인간의 NK 세포 활동과 여성의 항암 단백질 발현을 증가시킨다. J.Biol Regul Homeost Agents 22(1) 45-55, 2008

| 숲테라피의 장점

숲속을 산책한 후 칭리Qing Li[34] 팀은 소변 아드레날린의 감소 수치측정을 통해 스트레스 감소를 검증했다. 반면, 시내에서 동일한 경험을 했을 때는 첫날에는 수치가 약간 떨어졌다가 이후에는 다시 증가했다. 또 다른 스트레스 호르몬인 노르에피네프린 수치도 마찬가지다.

심장 일관성(HRV = 심박수의 변화), 혈압 및 심박수(맥박) 측정은 부교감 신경계의 활동과 교감 신경계의 활동을 구별할 수 있게 한다.

송Song[35]은 숲속을 15분간 산책한 후 참가자의 혈압이 떨어지는 것을 확인했다.

미야자키Miyazaki[36]교수가 증명한 것처럼, 자연에서의 다양한 운동은 우리의 생리적 이완을 증가시키고 행복감을 제공하는 신경계에 깊이 관여한다.

이 '웰빙'은 인간의 리듬과 자연의 리듬이 동기화되는 상태로 설명할 수 있다. 숲테라피는 우리 몸이 700만 년 동안 보유해 온 속성, 즉 자연에 적응하는 능력을 유도함으로써 우리의 생물학적 시계를 재설정한다.

---

34 Qing Li, Maiko Kobayashi, Tomoyo Kawada: 산림 환경이 인간 내분비계에 미치는 영향. 산림의학, ed Nova Biomedical, New York, p 57-67, 2013

35 Song C, Ikei H., Myazaki Y.: 산림치유 프로그램이 직장인의 혈압에 미치는 지속효과. 도시를 위한 도시 나무 27 246-252, 2017

36 Park B.J.,Miyazaki et al.: 신린요쿠(삼림 대기 또는 삼림욕)의 생리적 효과: 일본 전역의 24개 숲에서 실시한 현장 실험의 증거. 환경보건 및 예방의학 15(1):18-26,2010

◆ 치유의 숲

나무의 치유적 터치

힐데가르드Hildegarde de Bingen[37]는 밤나무에 관한 치료적 터치를 이미 언급했다: "밤나무 막대기를 손에 쥐고 있으면 혈관이 따뜻해지고 온몸의 힘이 강해질 것이다."

이케이Ikéi[38] 교수가 눈을 가린 지원자들에게 시연한 것처럼 나무에 접촉하면 뇌가 이완된다. 90초 동안 생 갈참나무에 접촉하면 심장 및 뇌 활동이 완화된다. 그러나 만약 나무가 가공되었다면 효과를 거의 관찰할 수 없다.

'나무를 만진다'는 표현은 이러한 촉각 효과가 깊이 작용한다는 것을 보여주며, 그 이유는 다음과 같다:

- 우리는 주니퍼(Juniperus oxycedrus)를 포함하여 다양한 나무 조각을 주머니에 넣는다. 조각되고 광택을 낸 주니퍼나무가 정전기를 막아준다.
- 우리는 개암나무나 백단향으로 만든 목걸이를 착용하고 주머니에 마로니에 열매를 넣는다. 어떤 사람들은 나무펜을 사용하고, 바닥재, 미가공 대들보, 가구 등의 형태로 나무를 삶에 개입시키기도 한다. 그러나 살아 있는 나무와의 접촉보다 더 좋은 것은 없다.

시각 예술가 필립 브레이Philippe Bray[39] (일명 빠삐용Papillon/나비)가 프랑스 벨렝-벨리에Belin-Béliet의 '숲 한가운데'에서 만든 특정 나무 조각품들은 에너지가 넘치며 기능적이다. 그곳은 나무 기둥을 깎아 만든 좌석이나 안락의자로 이루어진 기묘한 '생명나무' 숲을 형성한다. 이 지역의 나무들은 폭풍우나 수명이 다해 쓰러진 것들로 부드럽고 날카롭지 않으며 건조시에도 쪼개지지 않는다.

---

37 Bingen Hildegarde: 신성한 피조물의 섬세함에 관한 책 Ed. Jérôme Millon Grenoble 1988
38 Ikei H., Song C., Miyazaki Y.: 나무를 만졌을 때의 생리적 효과. Int Environ Res Public Health 14(7) 801, 2017
39 https://france3-regions.blog.francetvinfo.fr/tresors-et-pepites/2016/10/11/arbres-de-vie-des-sculptures-zen-au-coeur-des-landes-girondines.html

| 숲테라피의 장점

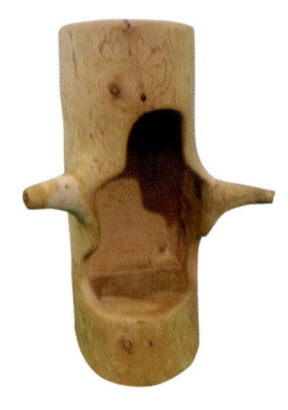

이 나무 조각품들은 매우 강한 에너지로 앉아 있고 싶게 만든다. 우리는 거기에 들어간다고 말할 수도 있다. 이 '생명나무' 안에서 우리는 읽고 쉬고 명상할 수 있다.

브레이Bray 박사에 따르면, "이 생명나무는 우리 자신의 내부 공간으로 인식되는 나무의 심장부, 에너지 인큐베이터 속으로 들어가도록 우리를 안내한다. 우리의 생각은 진정되고 나무는 우리에게 침묵을 듣도록 가르친다. 나무 안으로 들어가면 우리는 자신의 내부로 되돌아갈 수 있게 된다."

양극을 지닌 숲

숲에서 나무가 쓰러져 몇 달이 지나도 그루터기 중앙에 서서 손가락처럼 생긴 막대로 근신경 테스트를 하면 나무의 생명력을 느낄 수 있다. 몇 미터 떨어진 곳에 위치했을 때 측정된 에너지와 비교하면 그루터기 중앙에서 에너지가 증가한다는 것을 알 수 있다.

같은 맥락으로 양극화된 오리나무 '조각'에서 다양한 운동을 연습할 수 있다. 지면을 향한 나무 조각의 '땅/뿌리' 쪽(음 에너지), 하늘을 향한 조각의 윗부분/잎 쪽(양 에너지).

이 나무 판들은 나무의 진동과 우리를 다시 공명하게 만든다. 우리는 뿌리내림의 회복, 특정 관절과 신경 긴장의 시원한 해소, 그리고 특정 경우에는 항스트레스 효과를 확인할 수 있다.

흔히 참나무로 된 편극판들은 비엔나의 쉰브룬 성(Schönnbrun Castle)에서 볼 수 있는 '목각'의 마루판을 만들거나 특히 오래된 마구간에 추위와 습기를 차단하는 바닥으로 사용될 수 있다.

◆ 숲을 호흡하다

나무를 이용한 아로마테라피와 후각테라피

아로마테라피와 후각테라피는 일반적으로 치료에서 무시되는 후각을 중시한다. 후각은 다음과 같은 역할을 하는 매우 원시적인 감각(파충류 및 변연계의 뇌)이다:

- 위험을 경고한다(위험을 느낀다)
- 음식과 음료를 찾는다
- 종족을 존속시킬 수 있는 짝을 찾는다.

호흡은 의식을 유지하면서 정신을 '우회'하여 중추 신경계는 물론 무의식 및 감정에 접근하는 방법 중 하나이다. 페노엘 Pënoel 박사[40]에 의해 특별히 입증되었듯이 나무 냄새는 양자 활동을 한다.

후각요법(질 푸르닐Gilles Fournil이 창안한 방법[41])은 '기억'과 '감정'을 결합한다. 냄새로 자극받은 변연계 뇌는 이 전체에 '색을 입힌다.' 따라서 아틀라스 시더우드(Cedrus atlantica)의 향기를 맡게 함으로써 사람들을 혼수상태에서 깨어나게 하거나 초점을 맞추는데 사용되는 뿌리내리기 기술(배꼽 아래 7cm에 위치한 1번 차크라 자극)의 효과를 증폭시킬 수 있다.

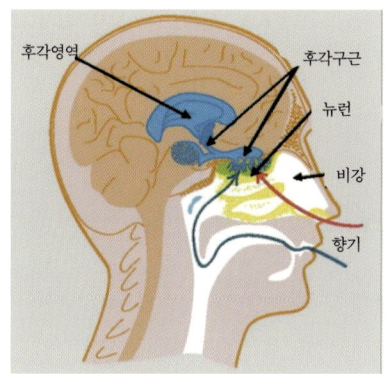

미각과 후각의 신경은 뇌에 도달하기 전에 융합되므로 우리는 맛을 냄새로 대체할 수 있다. 따라서 설탕 중독을 후각요법 세션 중에 선택한 냄새로 대체할 수 있다.

---

40 Pénoel D. : 에센셜오일로 양자 아로마테라피를 실현하다. Ed Trédaniel. Paris 2010

41 Faniel A. : 후각테라피. 기분이 더 좋아지게 하기 위해 맡다. Ed Amyris. Bruxelles 2012. 213p. Voir également www.olfactotherapie.com

| 숲테라피의 장점

이러한 기술은 치유의 길과 개인 변천사의 접근법을 마련하는데, 내부나 외부적으로(아로마테라피) 또는 순수한 후각(후각요법[42])으로 사용되는 에센셜 오일의 냄새를 사용한다.

사이프러스 에센셜 오일은 전두엽 피질의 활동을 늦추고 부교감 신경계의 활동을 자극한다. 코모리Komori[43]는 리모넨 향(레몬과 시베리아 전나무(Abies sibirica)에 존재)이 정신장애 환자의 사기와 정서적 웰빙 회복에 항우울제보다 더 효과적이라는 것을 증명한다.

Ikei[44]는 신선하고 레몬향이 특징인 알파피넨(다양한 소나무)이 풍부한 에센셜 오일을 흡입하면 자율 신경계(부교감신경)에 릴렉싱 효과를 얻을 수 있음을 보여 준다.

핀란드 사우나에서는 자작나무 가지로 몸을 문지르거나 알파피넨이 풍부한 소나무를 사용한다. 잘 알려진 대로 사우나에서 사용되는 유칼립투스의 냄새는 호흡과 거담을 촉진한다.

나무의 향

Ikéi[45] 교수는 자연 건조한 것과 강렬한 열처리로 건조한 히노키 칩(Chamaecyparis obtusa, 편백나무)의 냄새 흡입을 비교했는데, 부교감 신경계의 활동을 측정(근적외선 분광법으로 뇌의 헤모글로빈 내 산소 농도를 측정)하여 자연 건조된 목재의 냄새로 전두엽 피질의 활동이 감소하는 것을 관찰하였다. 반면, 열로 건조된 목재의 냄새는 어떤 결과도 일으키지 않았다.

---

42 더 많은 정보를 원하시면: 후각테라피, collection Douce Alternative, Editions Amyris. 2012
43 Komori et al.: 감귤 향이 면역 기능과 우울증 상태에 미치는 영향. 신경면역조절, 1995, 5-6월 2(3) 174-80
44 Ikei, Song c., Miyazaki Y.: 알파피넨에 의한 후각 자극이 자율신경계 활동에 미치는 영향. J. Wood Sci 62(6) 568-572, 2016
45 Ikei H., Miyazaki Y., et al.: 편백나무(Chamaecyparis obtusa)의 자연 건조 및 고온 건조 우드칩의 후각 자극이 전두엽 피질 활동에 미치는 영향 비교. J.Wood Sci 61 537-540, 2015

12세기 초 힐데가르드Hildegarde de Bingen[46]가 밤나무 냄새에 대해 이렇게 말한 것을 상기하자. "이 나무 냄새를 자주 마시면 머리가 건강해진다." 밤나무가 가정용 마룻 바닥(단단한 비합성 오일로 처리)이나 식량 창고 건물에 들보로 사용될 때 그 냄새는 특히 곤충을 쫓아내며 실내에 유익한 효과를 주는데 이러한 사실은 클루니 수도원Cluny Abbey에서도 찾아볼 수 있다.

일본 시더우드 칩(크립토메리아 자포니카Cryptomeria japonica)과 히노키 칩 냄새도 곤충을 쫓아내는데, 세탁실에 나무 자갈돌 형태로 사용되는 레바논 시더우드(리바니 시드러스 Cedrus libani 및 아틀란티카 시드러스Cedrus atlantica)의 냄새도 마찬가지이다.

시더우드 나무에서 방출되는 모노테르펜(알파피넨)은 항염증 효과[47]가 있는데, 특히 위궤양[48]에 효과가 있고 뼈의 합성(골다공증 감소)을 촉진한다.

반더빌트 대학 메디컬 센터Vanderbilt University Medical Medical Center에서 에센셜 오일 디퓨저를 사용하자 전반적으로 스트레스가 현저히 감소되었다. 직원의 84%가 에센셜 오일 디퓨전이 업무 환경 개선에 도움이 된다고 생각했다.

로우리Lowry[49]는 숲에서 면역 체계 개선에 유익한 박테리아(Mycobacterium vaccae)도 호흡한다는 것을 증명했다. 지오스민géosmine 분자가 담당하는 것은 '흙'의 냄새, '테루아'의 냄새이다.

---

46   Bingen Hildegarde: 신성한 피조물의 섬세함에 관한 책. Ed. Jérôme Millon Grenoble 1988

47   Rozza et alii.: 약용 및 방향성 식물의 에센셜 오일: 위장 보호 및 항궤양 활성에 대한 검토, 기초 및 임상 약리학, 2013, 27 (1), 51-63

48   Rozza A., Pellizzon C.H.: 약용 및 방향성 식물의 에센셜 오일: 위장 보호 및 궤양 치료 활동에 대한 검토. 기초 및 임상 약리학, 2013, 27(1), 51-63

49   (Lowry C.A.: 면역 반응성 중뇌변연피질 세로토닌 시스템의 확인: 정서적 행동 조절에 잠재적인 역할. 2007)

| 숲테라피의 장점

◆ 숲을 보고, 듣고, 그리다

신선한 나뭇잎으로 습포하여 눈을 치유하는 것과 같은 숲에서의 생동감 넘치는 시각 여행(숲속에서의 안구 '요가')은 숲의 녹색을 보는 것만으로도 눈의 피로를 줄여준다.

한국인 김Kim과 그의 연구팀[50]은 핵자기공명영상(NMR)을 사용하여 단순히 숲이 우거진 장소에 대해 묵상하는 것만으로도 기쁨과 즐거움을 담당하는 변연계가 활성화된다는 것을 보여 주었다.

오레곤의 의학 과학 연구소(Medical Science Institute)[51]는 자연, 특히 나무의 모양은 무한 반복 패턴인 프랙털fractal로 간주될 수 있으며, 스트레스를 60%까지 줄이는 데 도움이 된다는 것을 증명한다[52].

나뭇잎 사이로 비치는 햇빛의 찬란한 변화('스테인드 글라스 효과'), 나무들 사이에서 피어나는 아침 안개, 마음을 진정시키는 녹색, 사계절에 따른 나뭇잎의 색상, 진정한 크로모테라피[53]는 오감을 통해 우리 몸에 활력으로 작용한다. 전망이 '녹색'인 병실은 치유를 향상시키고 약물의 양을 줄여 준다.

"나무는 감탄하면서 보면 더욱 아름다워진다… 존재와 사물은 더 이상 마음과 정신으로 형성된 시선으로 보지 않기 때문에 죽는다.[54]"

50　Kim et alii.: 농촌 및 도시 풍경 사진을 이용한 시각적 자극에 따른 인간의 뇌 활성화: 기능적 자기공명영상 연구, Science of the total environment, 2010, 408, 2600-2607

51　Taylor R.: 자연과 예술의 프랙탈 패턴은 미적으로 즐겁고 스트레스를 줄여준다. The conversation, 2017

52　나무의 성장은 본질적으로 프랙탈이며, 이러한 나무와 같은 프랙탈 형태는 다양한 수준에서도 볼 수 있습니다(서리, 분기공, "돌나무"라고 불리는 돌 위의 수상돌기…)

53　크로모테라피는 색상의 치료 능력을 기반으로 하는 진동 의학이다 (Agrapar Ch.: 에너지 크로모테라피 과학, 진동 의학의 기본 원리 참조). Ed Sully, 2017 또는 심지어 Pr. Magnin P.: 광의학의 크로모테라피, 건강의 무지개, ed Dangles 2017: 광자 의학은 색상 자체를 사용하지 않지만 적절한 조명에 의해 활성화되는 색상 디스크를 통해 광자 방출을 조절한다.

54　Mario Mercier, 거장 나무의 가르침, p. 77

"나무의 소리는 눈을 통해 들린다. 수액은 물, 흙, 빛의 음악으로 만들어졌다. 나의 나뭇잎 하나하나는 일종의 녹색 음표이고, 나의 열매 하나하나는 삶에 대한 열망의 형태를 취한 음악적 포인트다.[55]"

나무 그림이나 데생은, 평생 '그림'을 한 번도 그려본 적이 없는 숲테라피 수련생이 그린 일부 그림에서 볼 수 있듯이, 능동적인 바라봄에 참여하는 것이다. 이러한 기법으로 만들어진 자발적 색상은 나무를 통해 실제적으로 자신의 내면에 접근하는 방식이다. 이것이 바로 미술 치료이다. 주시하는 나무는 만다라처럼 정신을 정화하는데 기여한다.[56]

미국음향학회(La société américaine d'acoustique)[57]는 나무와 자연의 소리뿐만 아니라 나무의 리드미컬한 움직임(마치 풍경을 바라보고 그것이 우리 안으로 들어오도록 하는 것처럼)에 대한 명상적 관찰이 진정한 음악 치료라고 생각한다. 숲의 소리(바람, 새, 물소리 등, 백색소음 등)는 생산성을 향상시키고 기분을 좋게 한다.

마리오 메르씨에Mario Mercier[58]는 숲의 소리에 대해 이렇게 말한다. "나무에는 좋은 비처럼 새들의 음악도 필요하다." 우리는 식물의 성장에 있어 소리 진동의 중요성을 알고 있다. 그래서 물리학자 스테른하이머Sternheimer[59]는 식물을 자극하는 프로티디아(protidia)라는 유기 주파수를 기반으로 한 소리를 개발했다.

---

55 Ibid. p. 159
56 심리학자 Charles Koch가 1952년에 개발한 Koch 테스트는 종이에 나무를 표현함으로써 인간 신체와 자기 지식을 상징적으로 표현한다.
57 자연의 소리는 기분과 생산성을 향상시킨다. 미국음향학회. 2015 Ibid p161
58 Ibid p161
59 J. Sternheimer, « 소립자의 음악 », 과학 아카데미 보고서, 297권, 시리즈 2, 829페이지(1983년 12월 12일).

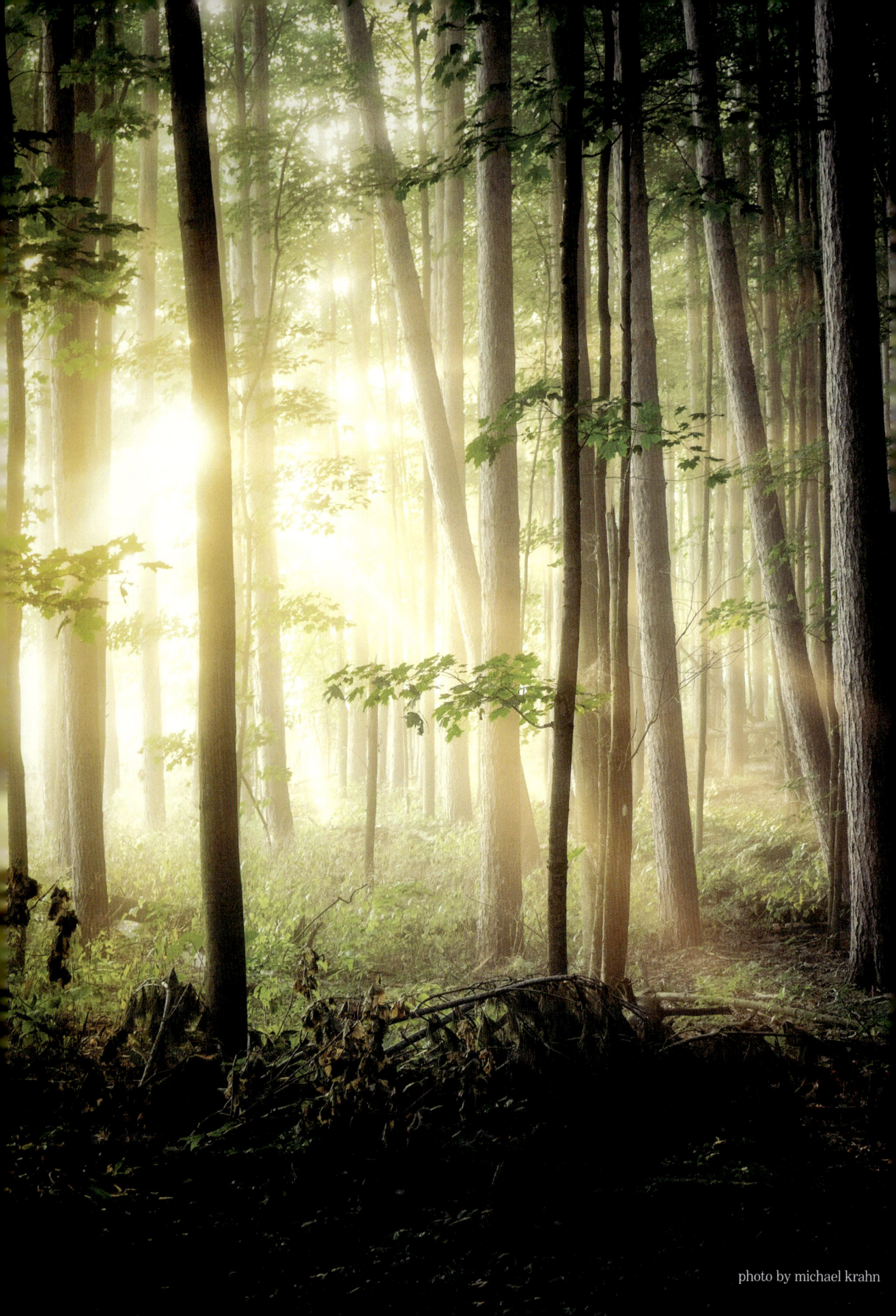

◈ 나무 에너지의 이점

마크Mark[60] 박사는 도시의 나무 밀도와 항우울제 처방 사이에 관계가 있으며, 밀도가 낮은 곳일수록 더 중요한 관계가 있음을 입증했다. 집이 공원이나 녹지 근처에 위치하면 사람들이 더 오래 산다.

신체적, 정신적 측면에서 우리의 온전함은 자연 환경과 분리될 수 없다. 이는 나무가 많은 산책 장소에 접근할 수 있는 노인들이 도시에 거주하는 노인들보다 최소 5년 더 오래 사는 이유를 설명한다[61].

숲은 아이들의 정신적, 육체적 발달에 유익하다. 따라서 '자연 결핍 장애[62]' 증후군은 자폐증이나 ADD(주의력 결핍 장애)와 같은 행동장애로 이어질 수 있다.

자연 안에서는 주의력이 높아지면서 장애 증상이 사라지고[63] 독서 능력이 향상되며 근시에 걸릴 확률이 낮아지고 덜 과민하게 되며 사교성이 높아진다[64]. 카플랜Kaplan은 나무와 자주 만나는 것이 신체 움직임, 민첩성, 관찰 및 집중력을 자극한다는 것을 증명한다[65].

건강 측면에서 나무가 많은 지역에 사는 아이들은 천식 발병 빈도가 감소했다[66]. 이는 아마도 음이온의 증가 덕분일 것이다.

---

60 Mark S. and Taylor S. et alii.: 도시 가로수 밀도 및 항우울제 처방률: a cross- sectional study in London. UK. 2015
61 Takano T. et alii.: 대도시 주거환경과 노인 장수: 걷기 좋은 녹지공간의 중요성. 역학 및 지역사회보건학회지, 2002, 56(12), 913-918
62 '자연 결핍 장애' 라는 개념은 2005년에 Richard Louv가 창안했다.
63 Louv R.: 숲 속의 마지막 아이, Atlantic Books, 2009
64 Hastig et al., 자연 환경 경험의 회복효과. Envir. And Behavious 1992, 23, 3-26
65 Kaplan R. : 자연의 경험. 심리적 관점, Cambridge University Press 1989).
66 Lovasi et alii.: 가로수가 더 많은 지역에 사는 어린이는 천식 발병률이 낮다. 역학 및 지역 사회 건강 저널, 2008,62(7), 647-649

| 숲테라피의 장점

숲테라피는 우리 내면의 리듬을 조화롭게 하고, 자신감을 높이며, 호기심과 생태학적 감수성을 키우는 데 도움이 된다. 또한, 나무, 친구, 조상에 대한 관대함과 감사, 사랑과 존경심을 자극하고, 마음의 두 가지 양식, 즉 자연의 아름다움과 고요함에 감사하게 한다.

숲의 고요함은 내면의 평온을 가져다주며 '다른 것들'이 떠오르도록 해 준다. 특히 내면의 침묵과 접촉할 수 있게 하여 자연의 현존에 통합된 자신의 현존에 도달하고 일치하는 경험을 할 수 있게 해 준다.

어디에나 존재하는 나무의 조용한 힘에 대한 인상은 우리의 정착(뿌리내림)을 도와준다. 왜냐하면 우리는 뿌리 간의 수많은 연결 덕분에 땅에 실제로 (가상이 아니라!) '접속'되어 있기 때문이다. 마찬가지로 실제 에너지 안테나인 나뭇가지를 통해 우주와도 연결되어 있다. 이는 니체Nietzche[67]가 잘 설명하고 있다.

"나무처럼 사람도 마찬가지이다. 그가 더 높은 곳과 빛을 향해 올라가고 싶어 할수록 그의 뿌리는 땅 속, 어둠과 심연 속, 악 속으로 더 깊이 파고든다." 마리오 메르씨에Mario Mercier[68]도 말한다. "좋은 기초 없이 높이 자랄 수 없다. 나무의 숨겨진 부분을 고려하는 것이 중요하다면, 무의식에 대한 탐구와 영적인 탐색은 우리 외부의 삶과 분리될 수 없다."

숲을 산책하면 마음이 맑아지고 생각하는 데 도움이 된다. 자기 개발의 여정이다. 정기적으로 숲테라피를 실천하면 오감이 자극되고 신체의 부정적인 에너지를 제거하는 데 도움이 되며 신체와 심리적 활력을 모두 얻을 수 있다. 숲테라피 덕분에 우리와 자연의 관계는 이성적이기 전에 먼저 감성적 양상에 위치한다.

나무는 인간처럼 '늙지' 않는다. 그 이유는 수령에도 불구하고 번식력이 계속되기 때문이다[69](브리스틀콘 소나무Pinus longaeva, pin Bristelcone[70]의 경우 5000년 이상).

---

67 Nietzsche F.: 차라투스트라는 이렇게 말했다 (1885), Paris, Flammarion, 2006
68 Mercier M.: 거장 나무의 가르침, 인간과 나무의 마법 같은 이야기. ed. Albin Michel 1986
69 Penuelas et alii.: 잠재적으로 불멸의 존재, 새로운 식물학자, 2010, 187(3), 564-567
70 Lanner R., Connor K.F.: 브리슬콘 소나무가 노화되나? 실험적 노인학, 2001, 36 (4-6), 675- 685

나무는 관대하고, 세상에 열려 있고, 조용하고 느리며, 여유롭게 시간을 보내기 때문에 시간에 대한 우리 본래의 인식과 대립된다. 우리의 수명은 우리보다 오래 사는 나무의 수명과 매우 다르다. 나무를 만진다는 것은 우리 삶의 리듬을 '재설정'하는 다른 시간으로 들어가는 것이다.

◆ 나무 에너지를 시각화하다

나무와 함께하는 운동 전후에 숲테라피 실습(부록 4 참조) 참가자들의 바이탈 에너지를 GDV 생체전기 영상기(부록 1 참조)를 통해 측정했다.

우리는 분석적 지표(엔트로피, 광도 등)를 통해 엔트로피가 운동 전 2920에서 운동 후 2634로 변하는 것을 보여 주는 이미지 간의 차이를 명확히 알 수 있었다. 이는 실습 후 참가자의 바이탈 에너지가 재구성되고 밀도가 높아짐을 나타낸다. 실습 전에는 에너지가 훨씬 더 분산되어 있었다.

실습 전 192에서 실습 후 203까지 올라간 이미지 밝기도 마찬가지이다. 이는 숲테라피 실습으로 인해 신체의 활력이 증가했음을 나타낸다.

GDV 생체전기 영상기 (부록 1 참조)로 측정해 보면 식물은 특정 기관(피목 및 기공)을 통해 가스를 방출한다.

우리는 동일한 줄기에서 말단 싹눈과 다양한 거드랑이눈 사이의 에너지 차이를 시각화할 수 있다. 이는 말단 싹눈이 열릴 때 주변 환경과 잎 형성안으로 정보를 흩뿌린다는 증거이다(양자 관점에서 엔트로피가 증가함) 반대로 수액으로 부풀어 오르고 에너지(빨간색으로 표시됨)가 여전히 연속적으로 싹눈으로 잘 구분되어 있음에도 불구하고 겨드랑이눈은 여전히 닫혀 있다. (보리수 말단 싹눈 및 겨드랑이눈의 비교 사진 참조).

| 숲테라피의 장점

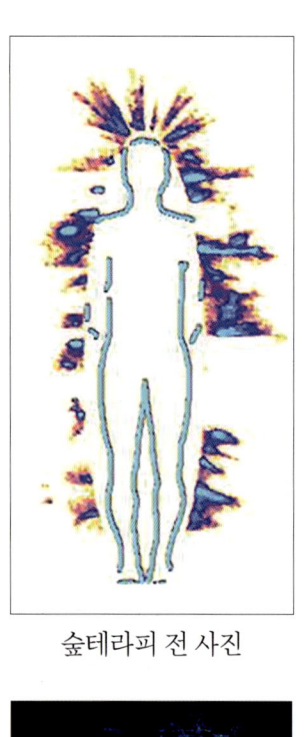 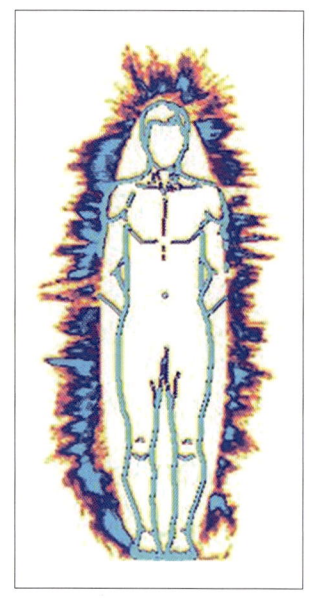

숲테라피 전 사진 숲테라피 후 사진

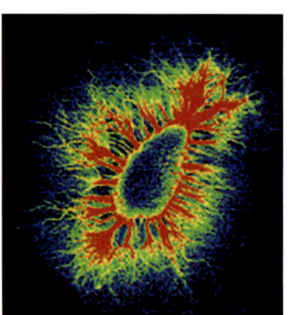 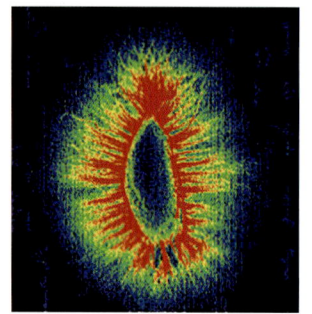

보리수 말단 싹눈 보리수 겨드랑이눈

나무의 잎도 마찬가지인데, 잎의 생명력이나 질병의 진행을 감지하기 위해 같은 방식으로 시각화 할 수 있다.

생체전기 영상 GDV은 삼키지 않고 혀에 올려놓는 것만으로도 카씨스 싹눈 추출물의 시각화를 가능케 한다. 그 사람의 생물학적 에너지의 차이가 1분 이내에 눈에 띄게 나타나기 때문이다.

방출 과정은 생물학적 대상의 표면적 영역의 임피던스impedance 수준과 그 자체의 특성에 따라 달라 진다.

이러한 에너지 효과는 카씨스 싹눈 추출물(케르세틴)에 존재하기는 하지만 플라보노이드와 같은 '활성 치료 성분'의 흡수와 관련이 없고, 추출물의 양자 효과(진동)에 의해 발생한다. 전반적으로 현대의학과 생명과학은 한의학과 달리 물질적인 측면만을 중시하여 자연의 양자적인 측면을 무시해 왔다.

그러나 1920년 이후 양자물리학은 물질의 이중적 성질 즉 미립자와 파동을 증명했다.

따라서 우리는 내부 경로(숲에서 방출되는 분자 호흡 또는 추출물 경구 섭취)와 외부 경로(나무와의 물리적 접촉과 결합된 호흡 운동)에 의한 숲테라피 치료의 효과에 대해 진동이라는 양자 가설을 제시한다.

싹눈 추출물을 혀 위에 올려놓는 경우, 혀와 싹눈 추출물 모두에 있는 계면수(마크 헨리 Marc Henry 참고문헌 참조)의 존재를 통해 설명할 수 있다.

마크 헨리Marc Henry 교수[71]는 계면수를 액체, 기체, 고체 상태와는 다른 물의 네 번째 상태로 간주한다. 이 네 번째 상태는 0°C에서 얼지 않고 초전도체이기 때문에 '보통' 물과 다른 특성을 갖는다. 이 마지막 특성 덕분에 계면수로 덮인 혀는 양자 진동 정보를 계면수로 구성된 몸 전체에 직접 전파한다. 동종요법 원리를 설명할 때도 마찬가지로 설명할 수 있다.

---

71 Henry Marc: 물과 양자물리학. 의학 혁명을 향하여 Ed Dangles 2016

| 숲테라피의 장점

그러므로 싹눈테라피(gemmothérapie)의 창시자가 이미 예상했던 대로, 싹눈테라피 치료법은 주로 진동을 통해 작동한다는 것을 알 수 있다. 실제로 폴 헨리(Pol Henry) 박사는 싹눈테라피를 '식물의 잠재적인 생물학적 에너지를 이용하는 것'으로 정의한다.

이러한 진동 측면은 악기의 소리 진동(활성 식물의 진동 또는 주파수와 유사) 또는 전체 오케스트라의 음향 효과(싹눈의 모든 활성 성분의 주파수 집합)와 비교할 수 있다.

싹눈과 어린 새싹의 GDV 생체전기 분석은 싹눈테라피가 활성 성분 약이 되기 전에 실제로 진동 세포 약(Andrianne[72])임을 입증하는 것을 목표로 한다.

싹눈테라피 덕분에 나무와 직접 접촉할 수 없거나 시간이 없는 사람들도 '집에서' 숲테라피 치유를 수행할 수 있다. 숲테라피 치유는 개인별 진동 공명 및 병리학적 특성에 따라 선택된 싹눈 추출물을 통해 수행한다.

---

72 Andrianne: 싹눈테라피에 사용되는 나무 새싹의 생물학적 위치 에너지를 시각화하기 위한 GDV 생체전기학의 기여. 제15차 국제 과학 회의 간행물, 생체전기학, 상트페테르부르크, 2011. www.ktispb.ru

나무 치료법은 정유 치료법이며 발산에 의한 치료법이다. 나무는 그 존재 자체로 치유하는 힘을 가지고 있다... 마치 이미지를 통해 환자의 정신세계로 들어가는 것 같다... 나무를 생각하고 나무를 보는 것 자체가 이미 치유이고, 아프게 되는 것을 막아준다. 나무가 당신에게 주는 확신을 받아들이고 신뢰해야 한다. 거기에는 순수하고 빛나는 힘이 있지만 이런 이미지도 있다: 어두운 안개가 나에게서 빠져나가면 나무가 즉시 흡수한다. 이 어두운 안개는 당신으로부터 나오는 나쁜 것들이며 나무는 그것을 받아 삼킨다. 사람들이 당신에게 쏟아 붓은 부패한 언행, 당신의 나쁜 생각들, 공중을 맴돌고 날아다니는 악령의 세력이 그 안개를 만든다... 너도밤나무는 영혼의 병을 치유하고 달갑지 않은 질병을 옮기는 개체를 쫓아낸다.

마리오 메르시에 Mario Mercier[1]

---

1 Mercier Mario : ibid p 167 et 168

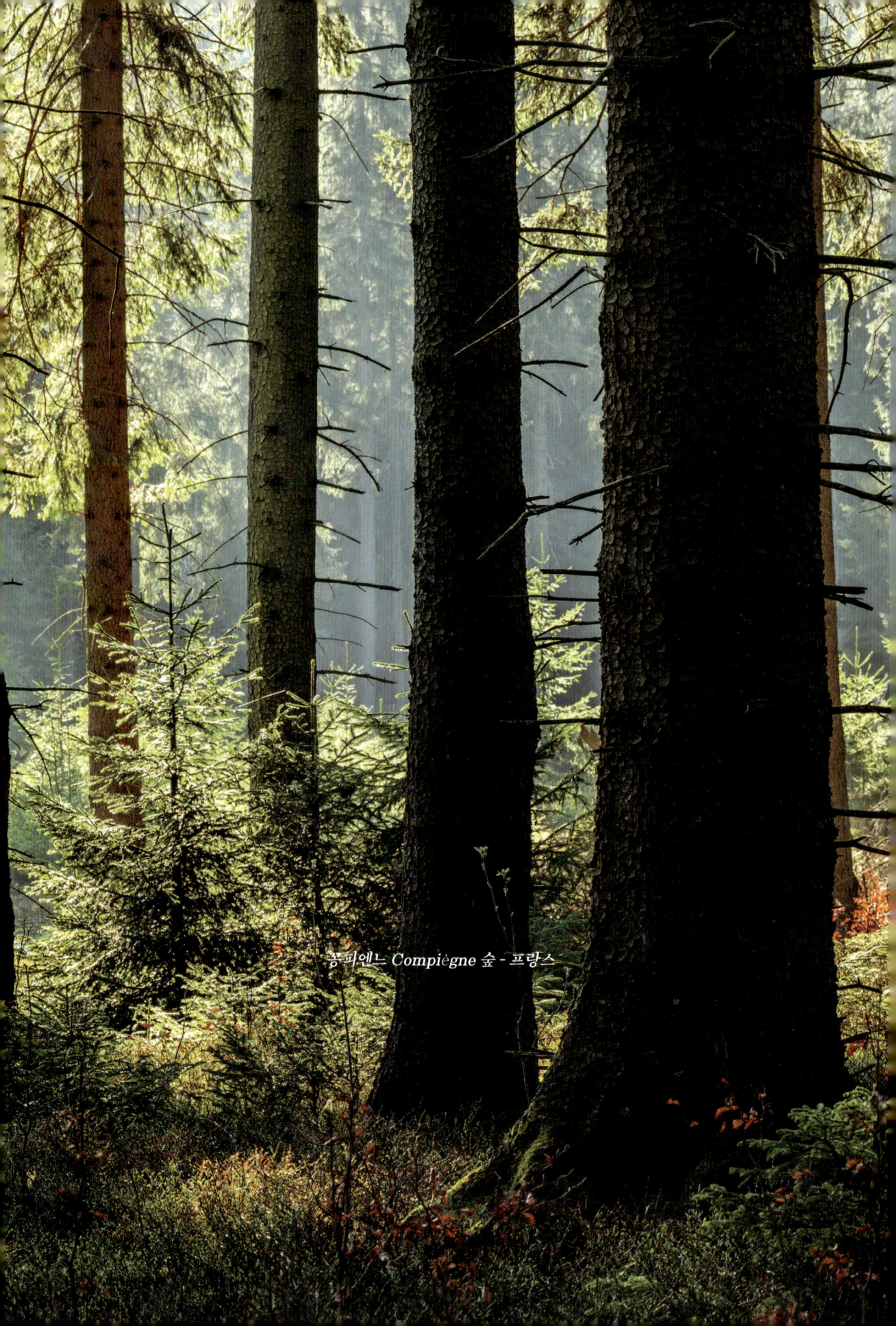

콩피엔느 Compiègne 숲 - 프랑스

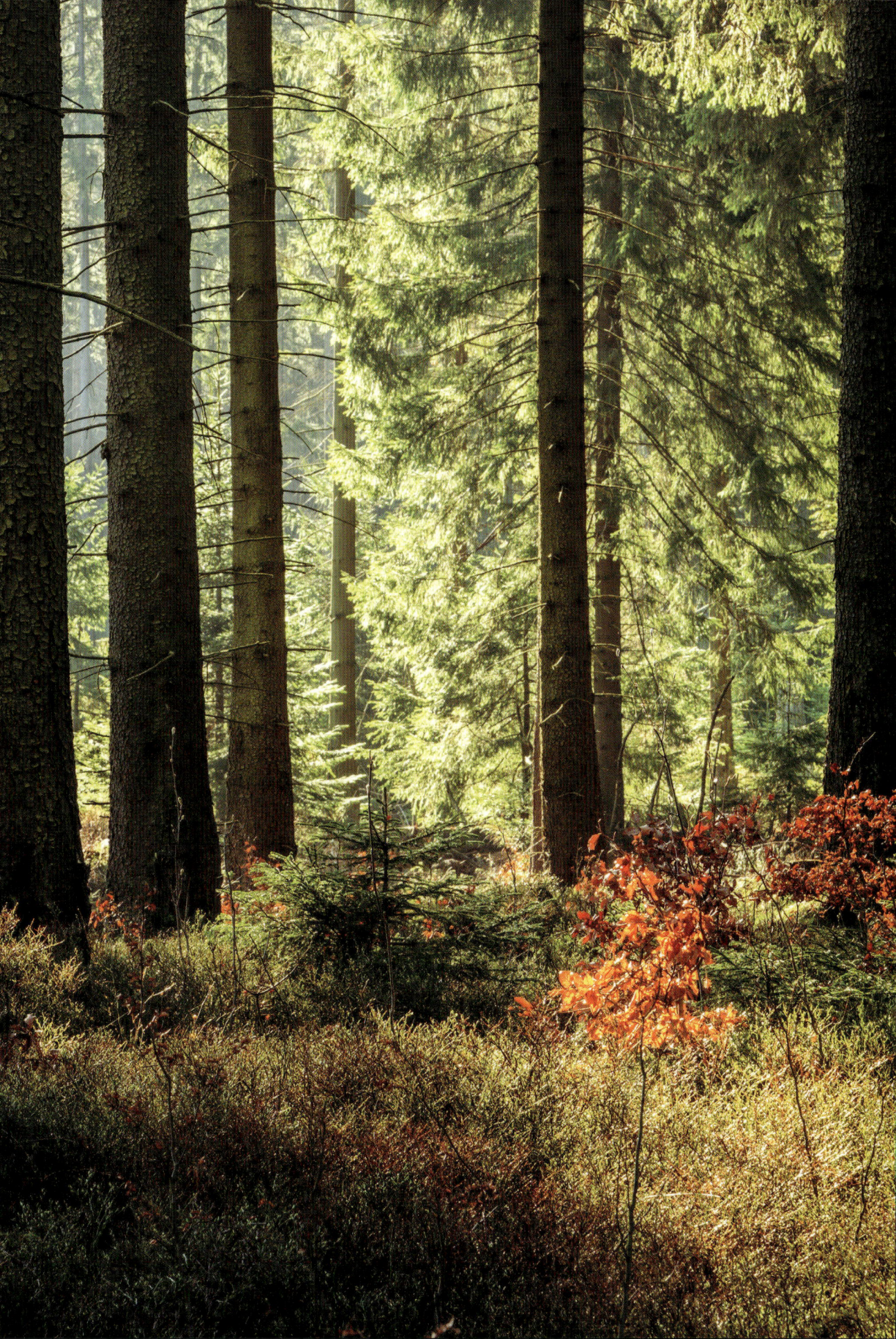

2부

실용 숲테라피

모션 블러 기술을 사용한 숲의 예술적인 사진 작업

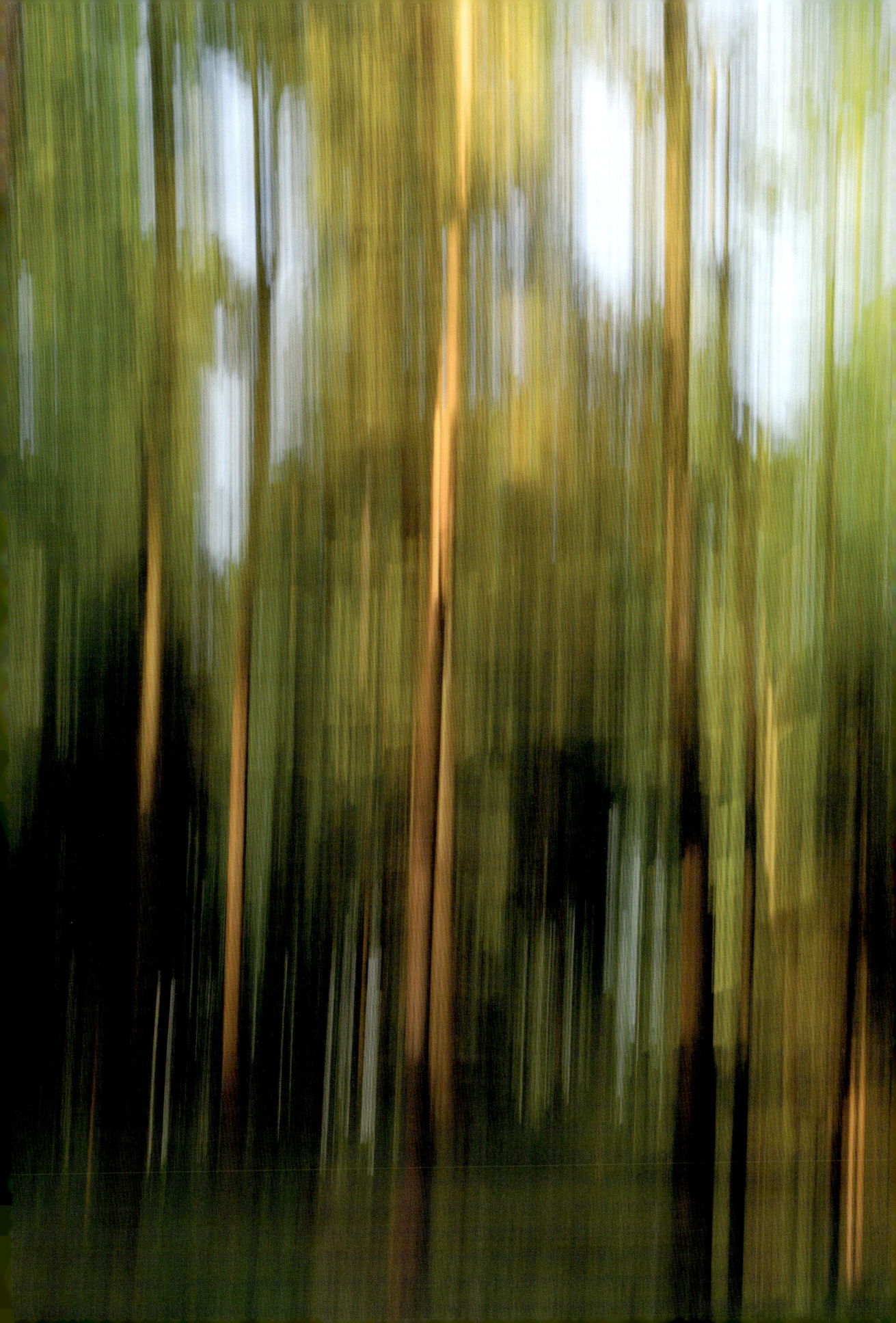

삼림욕

◆ 삼림욕이란?

삼림욕은 무엇보다도 자연과 자신과의 (재)연결이다. 엄밀히 말하면 스포츠 활동은 아니지만, 천천히 걷는 산책만으로도 모든 감각이 활성화된다. 주저하지 말고 멈춰서 앉거나 눕거나 책을 읽자. 스스로에게 잠시 평화로운 시간을 할애하자.

삼림욕 중에 다음에서 제안하는 운동을 수행할 수도 있다. 이 운동은 당신의 바이탈 에너지를 보강해 줄 것이다.

◆ 숲테라피 운동을 어디서 할 수 있나?

숲테라피 운동은 특별히 선택했거나 마음에 드는 장소, 혹은 우연히 만난 숲속이나 나무가 우거진 공원, 수목원 등을 산책하면서 할 수 있다. 숲테라피 여정 편에서는 삼림욕에 적합한 멋진 장소를 소개할 것이다. 당신의 정원에서 할 수 있다면 그곳에서 자신을 재 충전할 수 있도록 이용하라. 그렇게 주위에 가깝고도 특별한 장소를 만들 수 있다.

'문명'의 소음으로 방해되는 너무 시끄러운 장소는 피하도록 한다. 이 운동의 목적은 일상의 습관과 걱정으로부터 일시적으로 벗어나는 것이기도 하다. 숲테라피 운동을 정기적으로 행함으로써, 그 무엇도, 그 누구도 파괴할 수 없는 웰빙 인큐베이터를 당신 주위에 만들 수 있다는 것을 알게 될 것이다.

호흡을 해야 하므로 공기의 질은 좋아야 한다.

◈ 어떤 나무를 선택할 것인가?

나무들은 친절함과 인내로 경청하며 여러분을 기다리고 있다. 낙엽수(너도밤나무, 참나무, 자작나무 등)를 선택하는 것이 좋다. 왜냐하면 이 나무는 빛을 통과시키고 잎은 공기처럼 가벼우며 바람이 더 잘 통하기 때문이다. 바닥에 자란 이끼와 야생풀이 편안한 매트가 될 것이다.

지구의 녹색 허파 나뭇가지들은 우리 허파의 세기관지를 연상시킨다. 나무는 우리가 더 편한 호흡을 하도록 도와줄 것이다. 실제로 나무는 잎을 통해 숨을 들이쉬고 내쉰다. 나무도 우리처럼 호흡하며 산다.

◈ 운동은 언제 하나?

가능하면 날씨가 좋은 날을 선택한다. 숲과 친밀해지는 이 시간이 더욱 즐거울 것이다. 그러나 추위와 비는 장애물이 아니다. 운동 시간은 당신의 지구력에 따라 조금 더 짧아질 수 있다.

계절에 따라 숲이 당신에게 다른 메시지를 보낸다는 것을 알게 될 것이며, 시간에 따라 나무와의 의사소통은 동일하지 않을 것이다. 아침 시간이 좋다고 알려져 있지만 당신에게 맞는 시간도 마찬가지로 좋다.

◈ 삼림욕은 얼마나 자주 해야 하나?

정기적으로(일주일에 여러 번) 한다면 삼림욕은 15~30분 정도로 짧아도 된다.

한 달에 한 번 한다면 더 오랜 시간(2~4시간)이 필요하다. 삼림욕을 집중적이고 정기적으로 하면 특정 효과가 며칠 동안 지속된다.

그러나 가장 중요한 것은 시간이 아니라 당신의 태도이다. 당신을 둘러싼 것, 당신이 느끼는 것, 당신이 받는 것과 완전히 함께하는 것이다. 나무 위의 집에서 며칠간 휴가를 보내는 것은 어떠한가?

◈ 삼림욕은 누구를 위한 것인가?

모든 사람이다. 산림욕은 체력, 연령, 마음 상태에 상관없이 누구에게나 유익하다. 나무는 당신에게 필요한 것을 제공해 줄 것이다.

아이들과 함께 삼림욕을 한다면 너무 길지 않은지 살피도록 한다. 놀이처럼 운동을 한다면 아이들도 좋아할 것이다.

◈ 홀로 아니면 그룹?

숲테라피 운동은 숲과 자신과의 만남이다. 따라서 적어도 처음 몇 번은 혼자 하는 것을 추천한다. 다른 사람들이 동행하기를 원할 경우에는 그들도 당신과 같은 마음으로 한다면 환영이다. 숲의 소리를 더 잘 듣기 위해서는 각자가 타인의 내면성을 존중하고 침묵을 지키는 것이 필요하다.

원한다면 실습 과정 중에 제안하는 것처럼 운동 후에 서로의 다양한 경험을 공유할 수 있다.

◆ 가져갈 준비물은?

가장 중요한 것은 시간과 가용성이다(± 2시간).

- 바닥에 깔 작은 담요나 매트
- 물
- 가급적 합성 소재가 아닌 날씨에 적합한 옷
- 신고 벗기 편한 운동화
- 테니스 공 2개. 운동 7(나무의 수직성을 통합한다) 시 필요하다.
- 각 운동 후에 몇 가지 메모를 할 수 있는 작은 노트와 연필. 필수는 아니다.
- 라벤더 트루(Lavandula officinalis) 또는 티트리(Melaleuca alternifolia) 에센셜 오일 1병
- 모르는 길을 가거나 순환 경로를 계획 중인 경우 지도 및 나침반
- 그리고 올바른 운동에 도움이 되는 숲테라피 가이드 책

◆ 숲에 가져가지 말아야 할 물건

휴대 전화. 여하튼, 방해받지 않도록 '비행기' 모드로 설정하거나 무음으로 한다. 숲의 정령들과 소통하는데 전화가 필요하지는 않으니까. 스스로를 1차 감각(청각, 촉각, 후각)과 다시 연결시킨다. 자연을 만지고 자연이 당신을 만질 수 있도록 내려놓는다.

◈ 기타 주의사항

날씨: 바람이 많이 불거나(가지가 떨어지는 날) 폭풍이 몰아치는 날은 피한다.

진드기: 진드기로부터 자신을 보호한다. 긴 바지와 긴 팔 재킷이 당신을 보호해 줄 것이다. 물린 경우에는 진드기를 떼어내지 말고 그 위에 라벤더 트루나 티트리 에센셜 오일을 한 방울 떨어뜨린다. 몇 시간 후면 진드기가 죽어 저절로 떨어지게 된다.

그렇지 않은 경우 진드기 제거제를 사용하고 라벤더 트루 또는 티트리 에센셜 오일을 물린 부위에 계속 바른다.

물린 후 홍반이 나타나면 의사의 진찰을 받아야 한다.

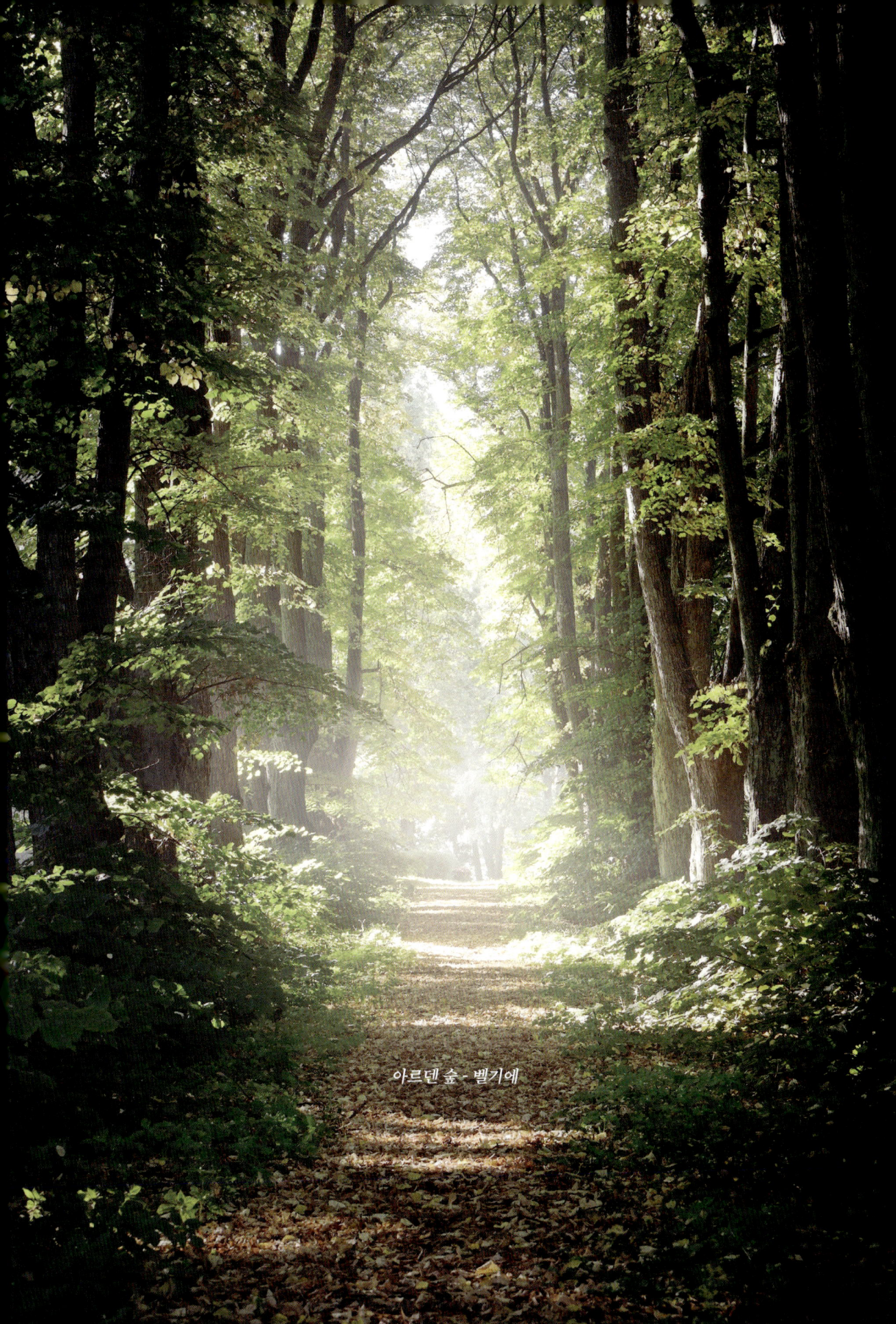

아르덴 숲 - 벨기에

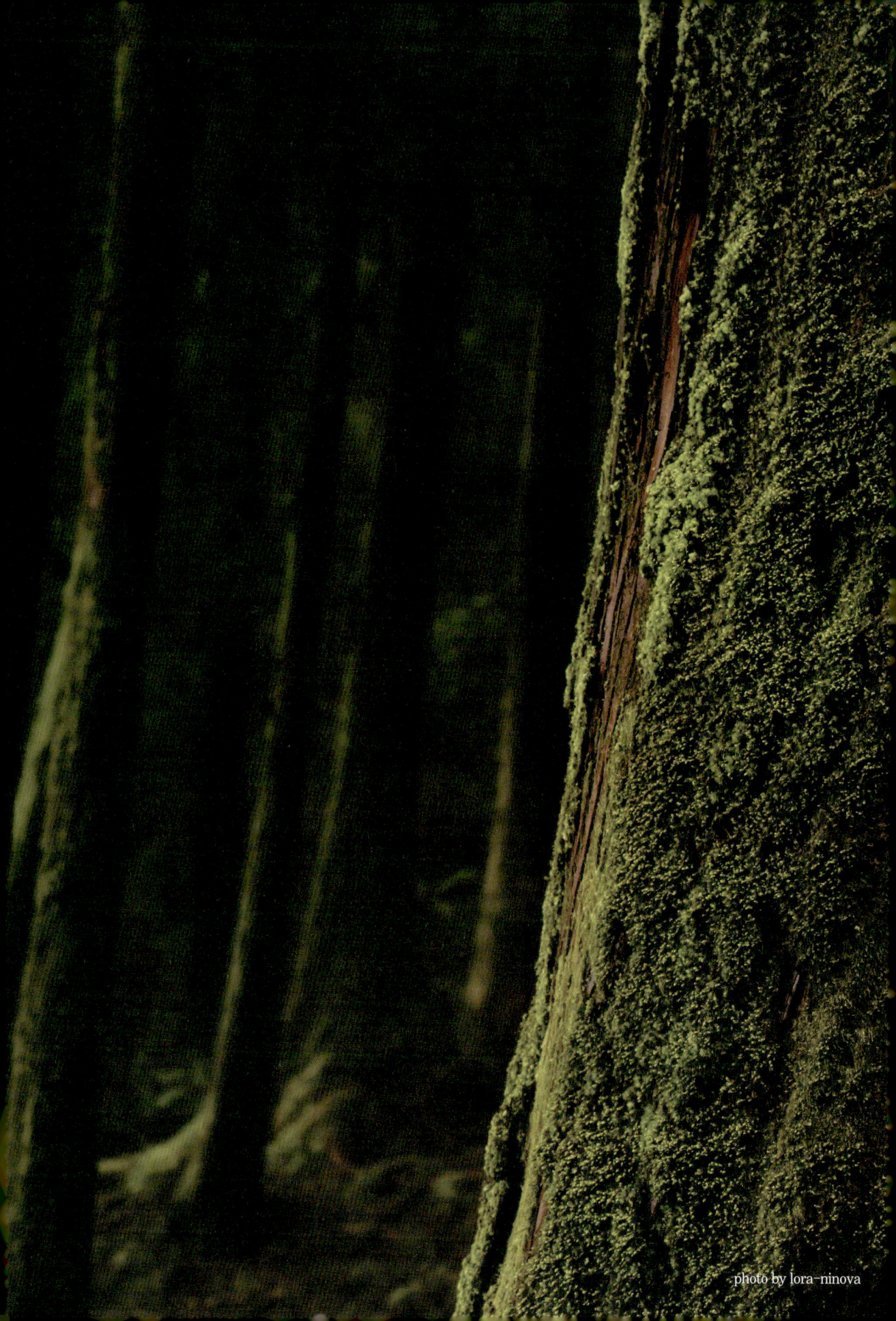

숲테라피 운동

◆ 호흡 리듬?

앞서 말했듯이 숲속에서의 호흡은 이 운동의 성공을 위해 매우 중요한 포인트이다. 다음 두 가지 방법으로 연습할 수 있다.

리듬 호흡:

들숨 3 - 폐 가득 5 - 날숨 3.

- '폐 가득' - 시간에는 폐를 수축시키지 않고 폐에 공기를 유지한다. 숨을 들이쉴 때 공기가 폐로 들어가고, 그 공기가 폐 전체를 순환하고, 내쉴 때 빠져나가는 것을 시각화하자.

자유 심호흡:

들숨 3 - 날숨 3.

이때도 폐 안팎으로 공기가 흐르는 모습을 시각화할 수 있다.

호흡 능력에 따라 시간을 늘릴 수 있다(예: 들숨 4 - 폐 가득 6 - 날숨 4.) 또는 들숨 4 - 날숨 4).

억지로 호흡하지 않는다. 호흡은 폐에 스트레스를 주지 않도록 깊지만 원활해야 한다.

삼림욕 산책을 시작할 때부터 이 호흡을 연습하도록 한다.

◆ 운동 설명

58페이지부터 71페이지까지

운동 1
숲, 공원, 정원으로 들어간다.

필요한 장비를 배낭에 넣고 차 문을 닫은 뒤 모든 걱정을 뒤로하고 숲으로 들어간다. 그리고 나무와 같은 자비로운 생명체들과 함께 약간의(또는 많은) 시간을 보낼 것에 대해 생각한다. (1a – 1b)

곧은 자세로 서서 골반 넓이로 발을 벌리고 무릎을 약간 구부린 상태에서 호흡을 시작한다. 이 자세는 몸 전체에 에너지가 잘 순환될 수 있게 한다. (1c)

이 시간은 당신 자신을 지구에 고정시키고 우주 에너지에 연결할 수 있게 해 줄 것이다. 당신의 몸을 통해 접촉하는 두 에너지는 당신을 수직성과 연결시켜 줄 것이다.

몇 분 동안 이 호흡법을 실행한 후, 주의 깊게 걸으며 자신에게 가장 편안한 호흡 패턴으로 산책이나 삼림욕을 시작한다. (1d)

눈을 뜨고 주위를 둘러본다. 새소리, 나뭇잎이 바스락거리는 소리, 가지가 부딪치는 소리를 들어 본다. 그런 다음 눈을 감고 너무 어렵지 않다면 계속 걷거나, 발걸음을 멈추고 주변에서 무슨 일이 일어나고 있는지 다시 들어 본다. 이미지가 당신에게 다가오도록 하고 그것을 기억하려고 노력한다.

눈을 떴을 때와 눈을 감았을 때의 감각과 인식을 비교해 본다.

신발과 양말을 벗고 맨발로 산림욕을 이어갈 수 있다. 맨발바닥을 통해 촉각을 느껴 본다. (1e)

숲의 소리(잎이 바스락거리는 소리, 새소리, 샘물이 흐르는 소리 등)에 귀를 기울이면서 여유롭게 걷는다.

추천 호흡 중 하나를 한다(리듬 호흡 또는 깊은 자유 심호흡, 페이지 57).

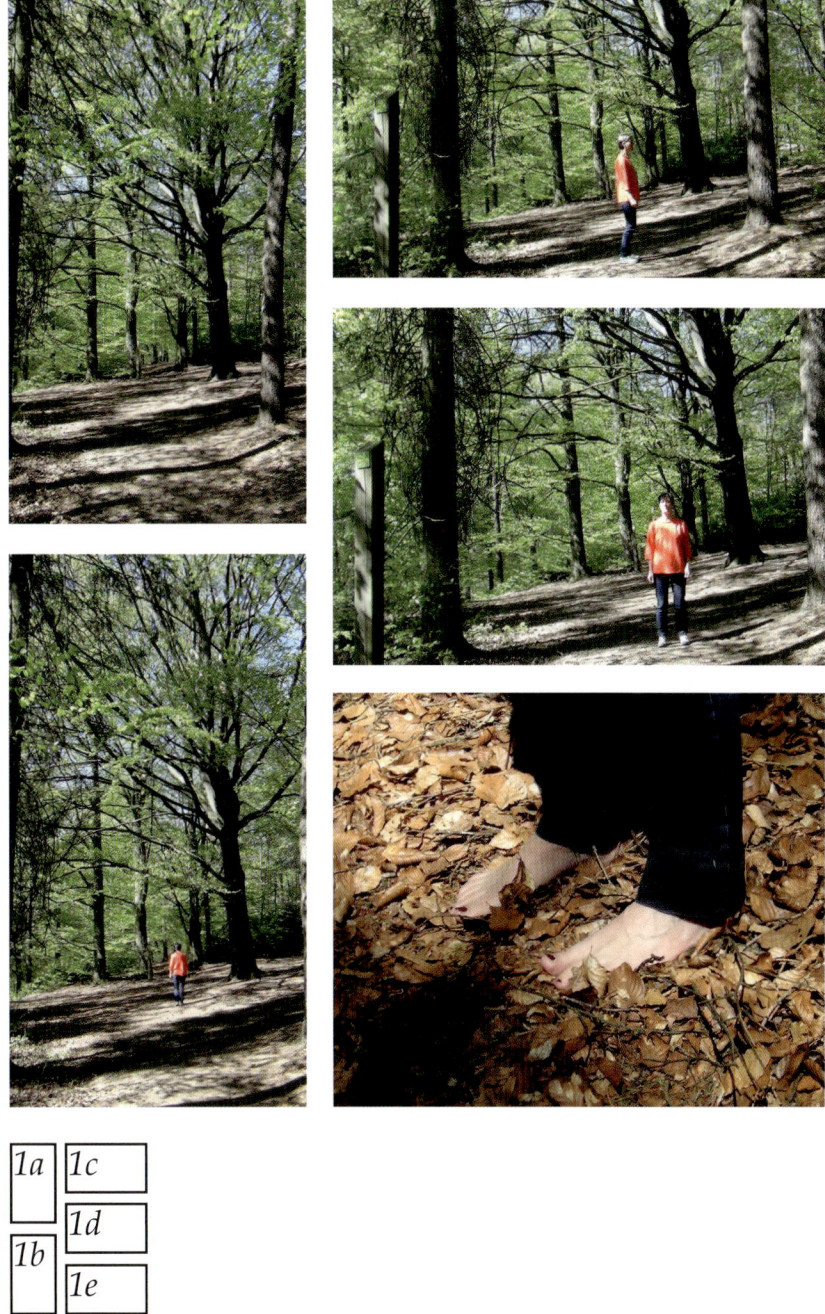

1a	1c
	1d
1b	1e

운동 2
숲속에서의 휴식

땅바닥이나 바위, 통나무 위에 앉아서 그 장소에 젖어들 수 있도록 시간을 갖는다. 눈을 떠 주변을 둘러보고 그 장소의 아름다움을 의식해 본다. 눈을 감고 주변의 소리에 귀를 기울이면서 추천 호흡 중 하나를 한다. (2a)

몇 분 동안 관찰한 후 산책을 이어간다.

2부 |

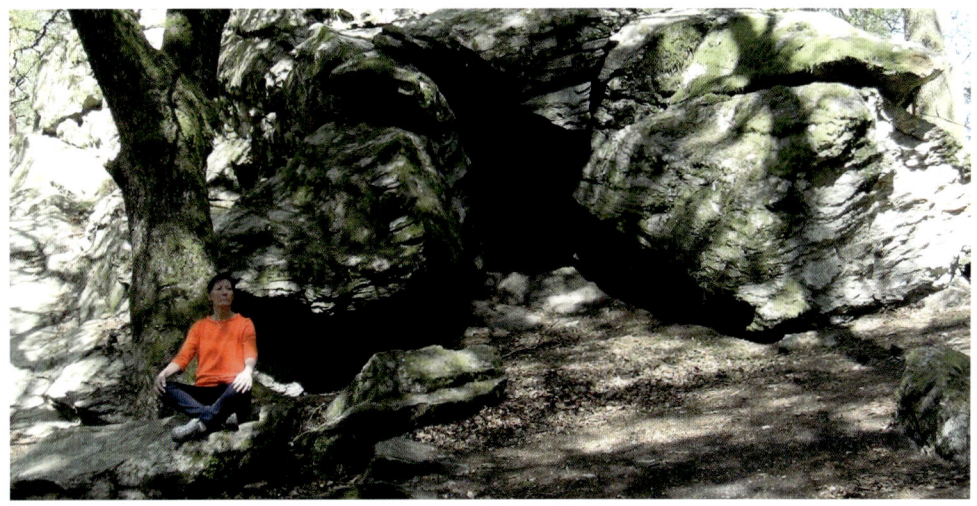

2a

운동 3
나무를 선택한다.

걷는 동안 나무(최소 2그루)를 선택한다. 나무의 선택은 매우 중요한 포인트이다. (3a - 3b)

모양, 색깔, 상징성, 자라는 장소, 볼 때의 느낌 등을 고려해 특히 마음에 드는 나무를 선택한다.

이 나무가 잘 심어졌는지(곧은 줄기), 건강이 양호하고(도톰한 잎), 뒤틀린 줄기와 같은 에너지 교란의 흔적이 없는지 확인한다(사진 3b 참조).

필요하다고 느끼면 미소, 몸짓, 말로 나무에게 인사한다.

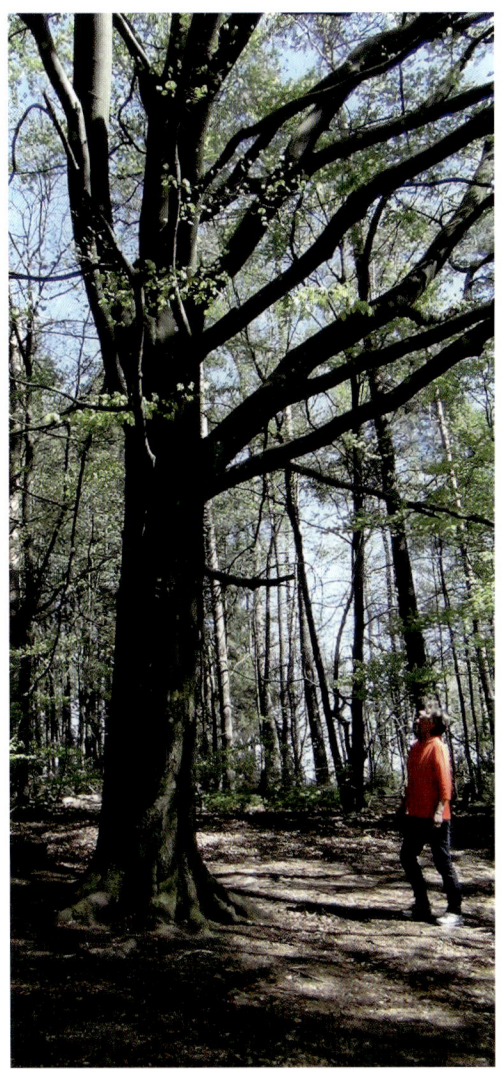 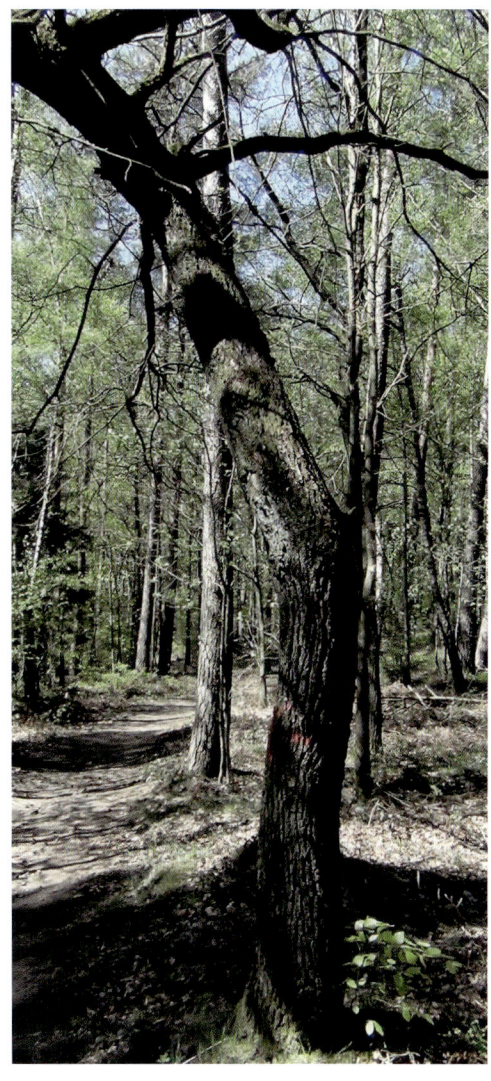

3a 3b

운동 4
부정적 에너지 방출

4A- 자세: 서서 이마와 손을 나무의 몸통에 댄다. 손바닥을 나무 기둥 위에 얹는다. (4a - 4b)

운동: 이 자세를 5~15분(또는 필요한 만큼) 동안 유지하고 떠오르는 생각, 이미지, 색깔 등을 받아들인다. 머리에서 나오는 부정적 에너지와 생각을 시각화한다.

부정적 에너지를 나무에 내려놓는다.

4B - 자세: 같은 나무 곁에 신발과 양말을 벗어 놓고 바닥에 눕는다. (좀 더 편안하게 매트나 담요 위에 눕는다).

다리를 직각으로 올리고 발바닥을 나무 기둥 위에 대어 놓는다. 손은 배꼽 위에 서로 포개어 놓는다. (4c - 4d)

운동: 이 자세를 5~15분(또는 필요한 만큼) 동안 유지하고 떠오르는 생각, 이미지, 색깔 등을 받아들인다. 발을 통해 나오는 부정적인 에너지와 생각을 시각화한다.

2부 |

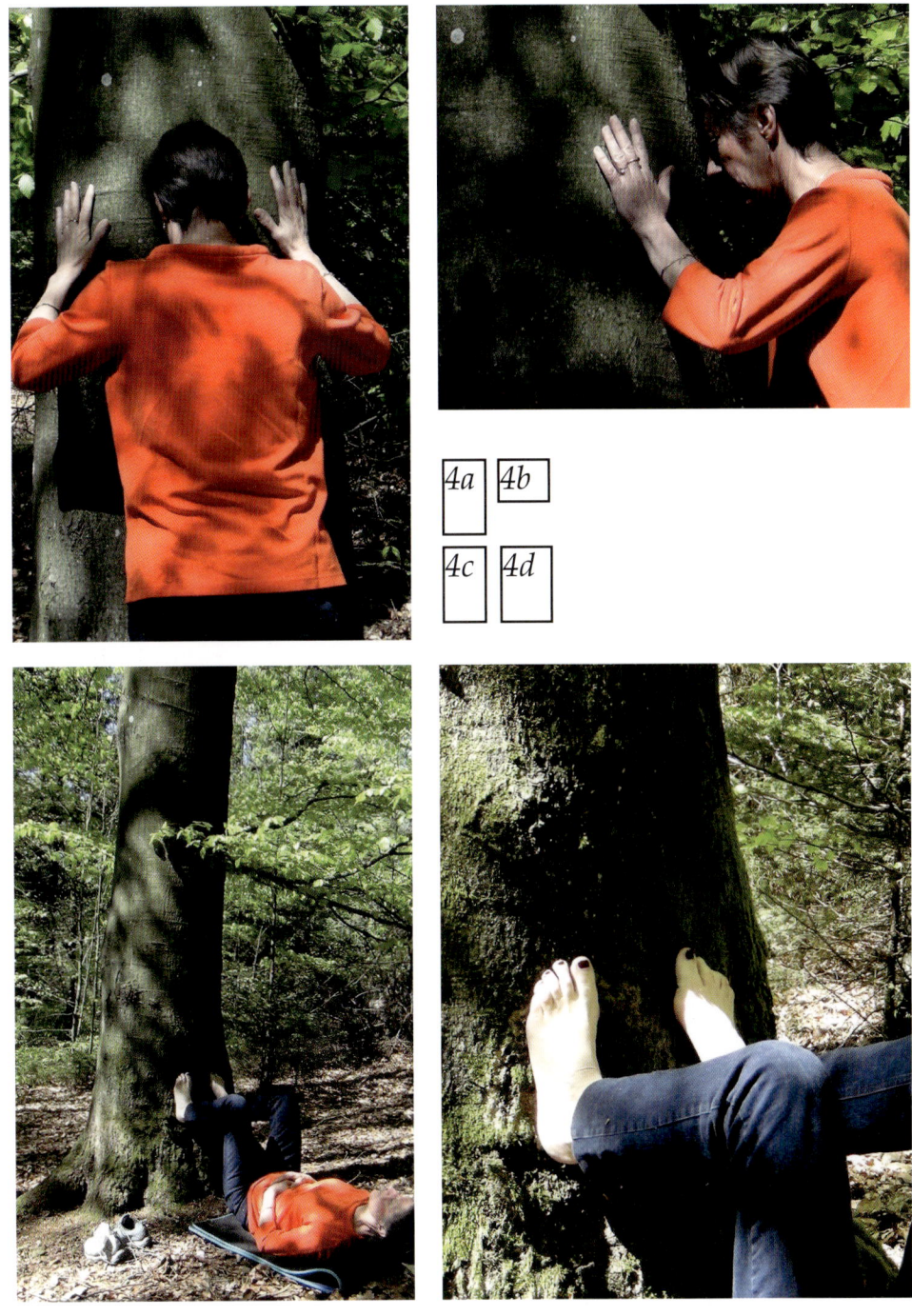

| 4a | 4b |
| 4c | 4d |

65

운동 5
나무를 끌어안는다.

위치: 다른 나무를 선택한다. 가능한 한 나무 밑둥 가까이 발을 둔다. (5a)

그런 다음 나무 줄기에 몸을 기대어 몸 전체(머리부터 발끝까지)가 나무에 닿도록 한다. (5b)

운동: 잠시 후 나무와 주변 환경이 전달하는 모든 감각을 느끼면서 나무를 팔로 감싸고 원하는 만큼 세게, 오랫동안 끌어안는다. (5c)

이 운동은 눈을 뜨고 한 다음, 눈을 감고도 한다. 아무것도 생각하지 말고, 일어나는 것들을 받아들인다.

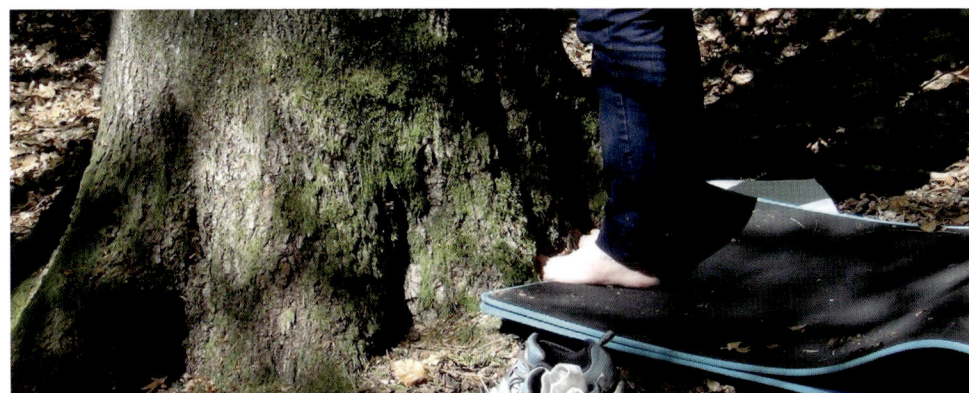
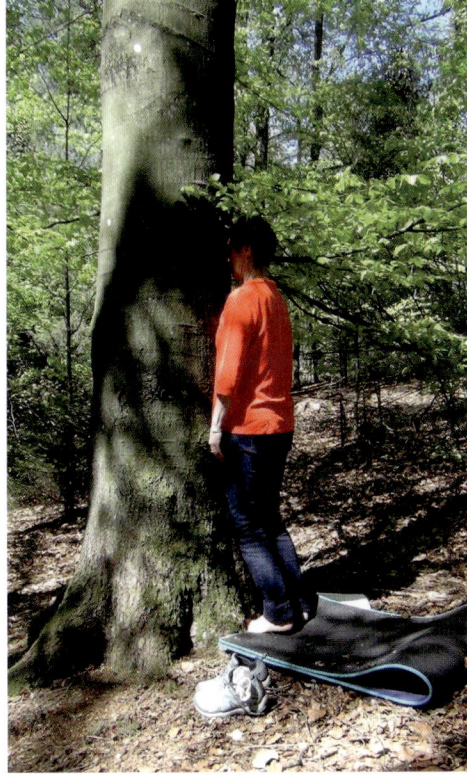
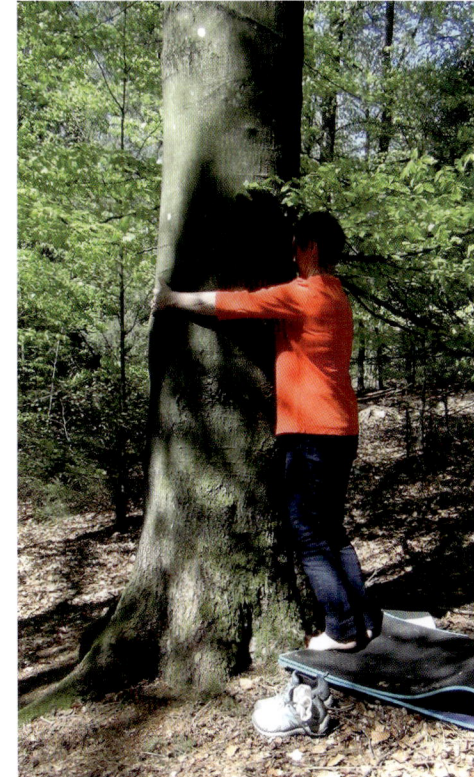

5a
5b 5c

운동 6
나무의 긍정적인 에너지로 채운다.

6A - 위치: 서서 이전에 선택한 나무에 기대어 눈을 감는다. (6a) 한 손바닥은 나무 기둥을 향하게 하고 다른 손바닥은 배꼽을 향하게 한다. (6b)

운동: 리드미컬한 호흡이나 깊은 자유 호흡을 한다. 이 자세를 5~15분간 유지한다.

5~15분 후 손의 위치를 반대로 한다.

리드미컬한 호흡이나 깊은 자유 호흡을 하면서 이 자세를 유지한다. (6c)

그 동안 숲의 소리를 들으며 나무의 에너지에 흠뻑 젖어 본다. 무엇보다 정신을 쉬게 해 준다.

6B - 위치: 같은 나무(또는 다른 나무) 밑에 편안하게 앉아 등을 기대고 눈을 감는다. (6d) 오른손은 왼쪽 손목 위에 포개어 양손을 배꼽에 둔다. (6e, 6f)

좀 더 편안하게 담요나 매트 위에 앉을 수 있다.

운동: 리드미컬하게 호흡하거나 심호흡을 하면서 이 자세를 5~15분간 유지한다. 숲의 소리를 들으며 나무의 에너지에 흠뻑 젖어 든다.

2부 |

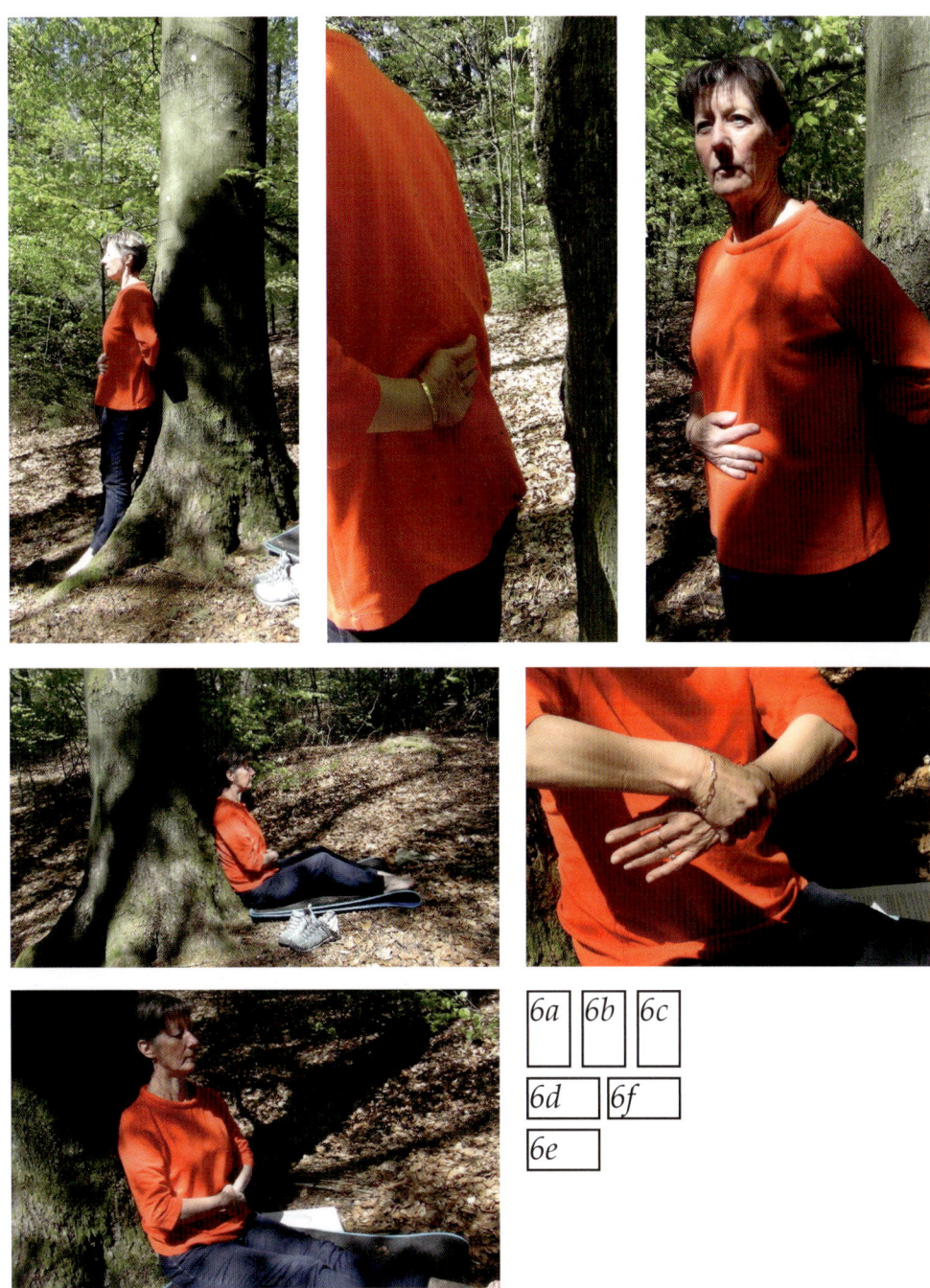

6a	6b	6c
6d	6f	
6e		

69

운동 7
나무의 수직성을 통합한다.

위치: 숲 한가운데 평평한 곳에 북쪽을 바라보고 곧은 수직 자세로 서서 발은 골반 넓이로 벌리고 무릎은 약간 구부리고(에너지 순환을 위해) 팔은 몸 옆에 둔다. (7a)

선택적으로 눈을 감거나 뜬다. 양손에 테니스 공을 쥔다. (7b, 7c)

운동: 리드미컬한 호흡을 한다 (들숨 3 - 폐 가득 5 - 날숨 3).

폐 가득 비트에서는 손을 가슴 높이까지 올리고 공을 꽉 쥔다. (7d) 숨을 내쉴 때 팔을 몸 옆으로 가져오고 공을 풀어준다.

시계 방향(즉, 북쪽, 동쪽, 남쪽, 서쪽)으로 회전하는 각 기본 지점에서 네 번의 리드미컬한 호흡을 한다. 북쪽으로 돌아가서 반대 방향(즉, 서쪽, 남쪽, 동쪽, 북쪽)으로 동일한 동작을 반복한다. 초기 위치로 돌아간다.

이 일련의 운동을 마친 후에는 의식적으로 걸어 시작 지점으로 돌아간다.

숲의 소리를 관찰하고 걷기 시작했을 때 느꼈던 감각과 비교해 본다. 주변 공기의 냄새를 맡아 본다. 침묵을 듣는다!

당신이 느끼는 변화를 기록한다.

숲을 떠나기 전 숲에게 감사 인사를 전한다.

2부

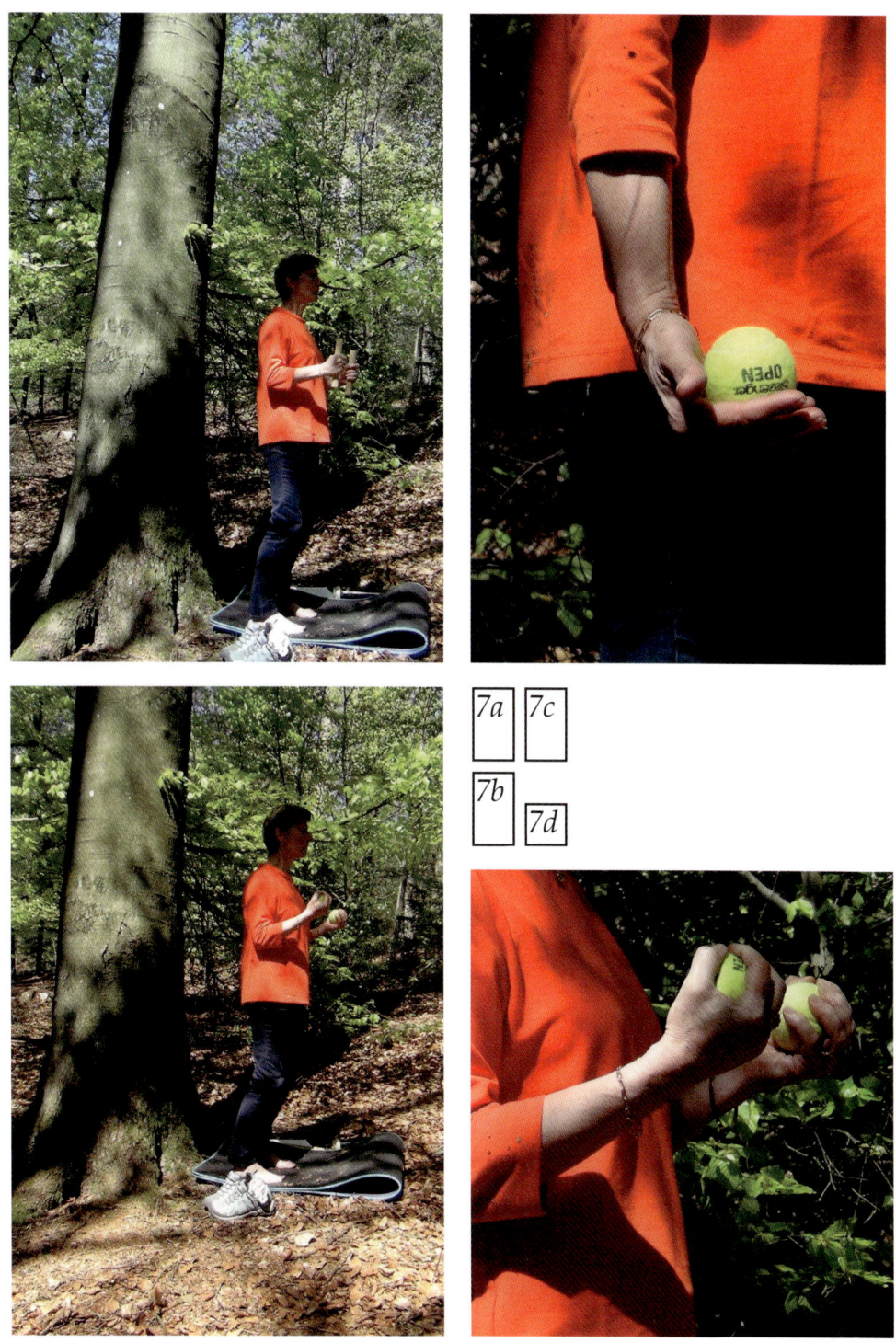

7a 7c

7b 7d

71

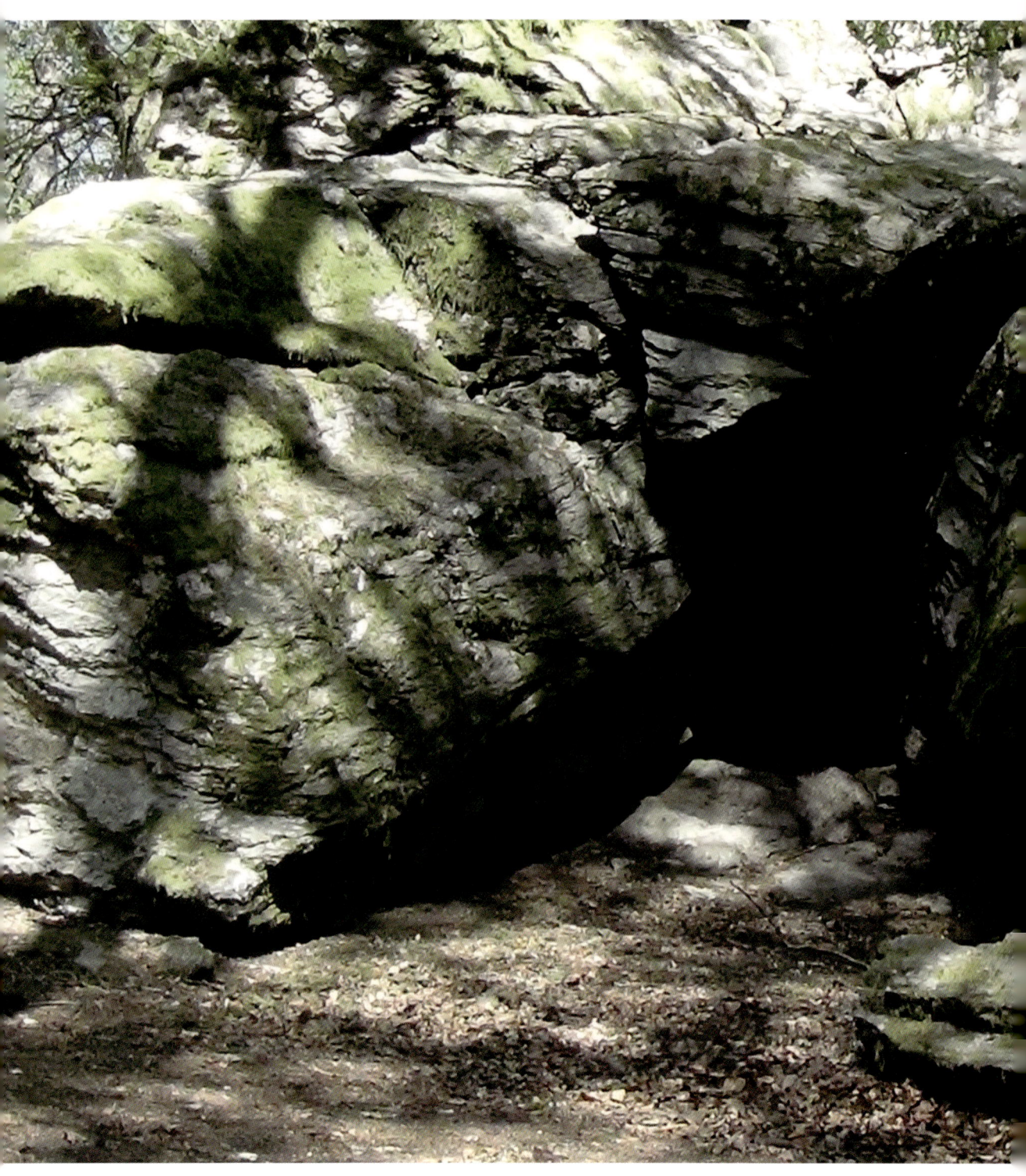

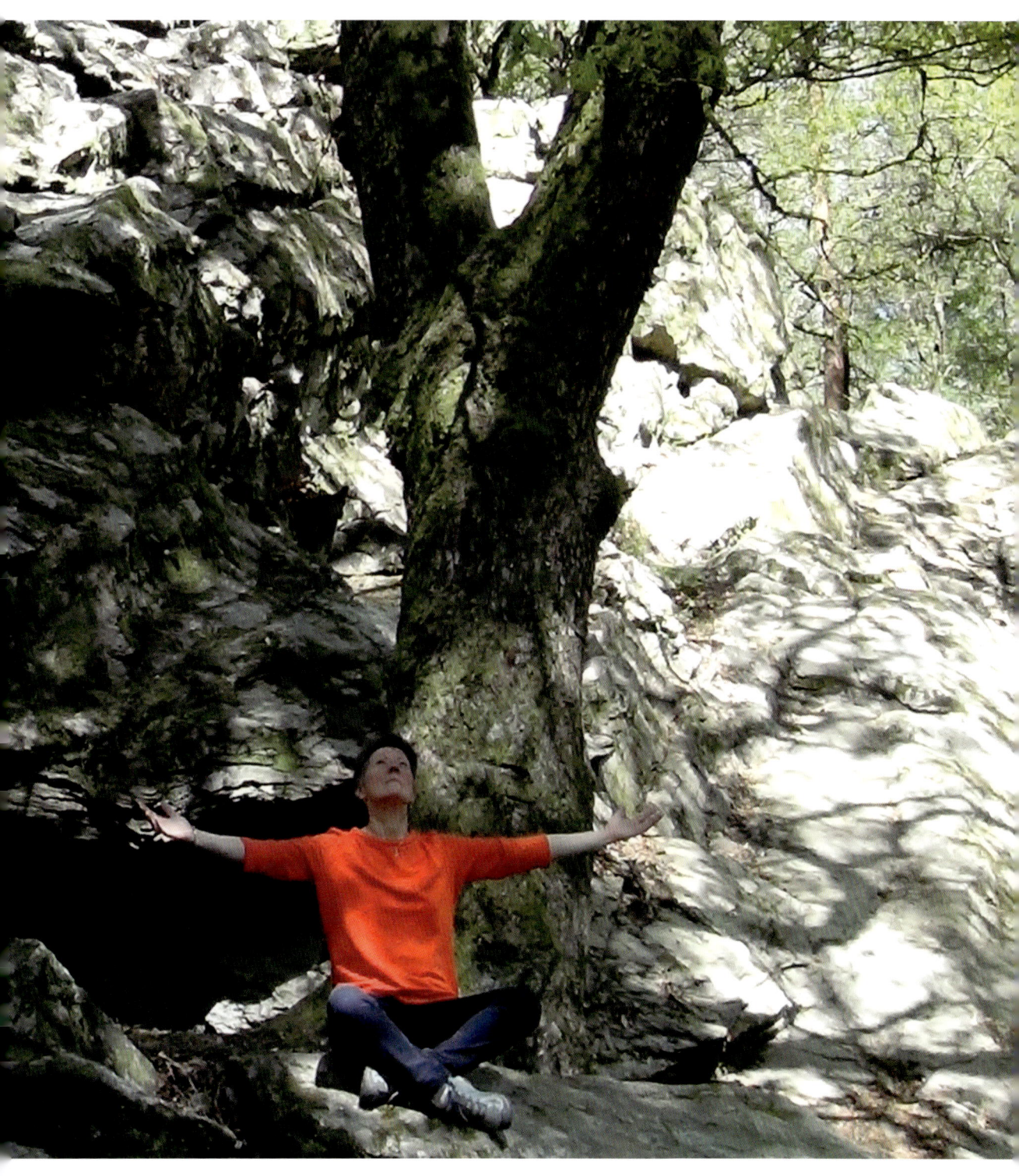

추가 운동

◆ 물속에 발 담그기

작은 시냇물이 흐르는 숲이나 공원에서 운동을 한다면 '운동 6' 전에 추가 운동을 도입해 본다.

위치: 이 운동을 수행하려면 평평한 돌을 찾아 시냇가에 고정해 놓는다. 몇 분 동안 이 돌 위에 앉아 있다고 상상해 본다. 몸이 안정되면 신발과 양말을 벗고 흐르는 물에 맨 발을 담가 부정적인 에너지를 방출한다.

평평한 돌이나 편안한 장소를 찾지 못했다면 시냇물에서 걸어본다. 그리고 발을 말리고 신발을 다시 신은 뒤 나무 밑에 앉아 눈을 감고 물 흐르는 소리를 듣는다.

당신의 생각이 물처럼 흐르도록 한다. 가슴 중심에 집중한다.

◆ 숲속에서 책 읽기

나무 기둥에 기대어 편안하게 앉을 수 있는 곳, 돌 위에 앉거나 땅바닥에 앉을 수 있는 곳, 또는 <캐빈 및 해먹> 장에서 말한 해먹에 앉을 수 있는 장소를 선택한다. 이 조용한 순간을 활용하여 좋아하는 책을 음미하며 읽는다.

◆ 나무에 인사하기

여정을 시작하기 전에, 특별히 마음에 드는 나무를 선택하고 나무 기둥에 다가가서 속으로나 큰 소리로 '안녕하세요'라고 인사한다. 눈을 감고 나무의 정령과 연결되도록 노력해 본다.

행복하게 찾아오는 모든 감각을 환영하고, 자신에게 귀 기울인다.

◆ 맨발로 걷기

땅과의 접촉(얼싱Earthing[1])은 간단하고 효과적인 치유 경로로서 오랜 전부터 행해 왔음에도 불구하고 아직까지 잘 알려져 있지는 않다.

양전하로 구성된 전리층과 음전하의 대저장소인 땅 사이에 위치한 우리 몸은 실제 우주-지구의 살아 있는 안테나처럼 작동한다. 발이 땅의 전자기장과 접촉하면 에너지의 일부를 받는다. 이 중요한 연결은 특히 발의 아치에서 출발하는 신장 경락을 통과한다. 숲테라피 운동 덕분에 우리 발은 땅의 에너지를 포착하여 우리 자신의 전자기력을 증가시킬 수 있다. 아이들이 본능적으로 맨발로 걷기를 좋아하듯 땅과 (재)연결되는 것은 우리의 활력을 증가시킨다. 우리 조상과 최초의 민족이 '땅-어머니', '영양분을 공급하는 땅'이라고 표현하는 이유이다.

신발은 우리를 땅으로부터 전기적으로 분리하여 자연과 우리 신체에 필요한 바이탈 에너지로부터 우리를 차단한다.

맨발로 숲을 걷다 보면 숲의 생명체와 같은 부식토를 밟을 때의 가볍고 부드러운 감각적 즐거움과 함께 근육과 신경의 긴장이 풀리는 진정한 해방감을 느낄 수 있다.

---

[1] Earthing : Ober C., Sinatra S., Zucker M. : 지구와 연결 - 아마도 건강을 위한 가장 중요한 발견일 것이다. Edition Véga 2013.

발을 통한 건강: 땅과 다시 연결되도록 발을 땅에 대고 있자! 발에는 수많은 에너지 포인트(특히 족저 반사 요법에 사용됨)가 있는데, 지면과의 접촉을 통해 아주 부드럽게 자연의 메시지를 받는다. 따라서 정기적으로 맨발로 걷는 것은 우리의 모든 내부 장기에 자연적인 반사 자극을 유발한다. 이로써 점차적으로 몸 전체의 균형을 재조정한다. 자연 발 반사 요법이다!

우리의 맨발은 땅의 습도와 결합되어 피부의 전도성을 높여 진정한 전기 접지를 이루는 영구적인 전기 교환을 용이하게 한다. 이는 합성 의류(특히 양말), 두꺼운 고무 밑창이 있는 단열 신발 착용, 높은 침대, 단열 바닥 등을 통해 낮 동안 축적된 정전기를 제거한다.

지면과 맨발 사이의 전자기 교환은 축적된 기생 전하, 특히 과도한 양의 정전기 전하를 방출하여 우리 몸의 전위를 0으로 재설정한다.

우리 몸은 자연 전자기장, 특히 지구의 진동 주파수인 9헤르츠와 격리되면 오작동을 일으킨다. 이 신체 전기 감옥은 양전하의 축적을 유발하는데, 맨발로 숲을 걸을 때 제거된다.

맨발 걷기는 유익한 음전하를 땅에서 신체로 전달하여 신체 재생에 기여하고 다양한 질병, 특히 혈액 점도를 개선한다[2](제타 전위 감소가 관찰된다. 적혈구는 음전하를 띠고 있음). 뿐만 아니라 동맥 염증도 감소시킨다.

맨발 걷기는 멜라토닌을 증가시켜 수면을 개선하는 데 도움이 된다[3]; 통증, 고혈압, 두통, 근육 긴장, 신경 질환 등이 감소하여 전반적인 상태가 개선되고 활력이 증가하는 것을 관찰할 수 있다.

슈발리에Chevalier는 교감 신경계와 부교감 신경계의 조화를 관찰했다. 맨발로 숲을 산책하면 더 안정되고 평온하고 이완되면서, 뇌 활동(특히 마음과 연결된 좌뇌)을 낮추고 전반

---

[2] Chevalier G., Sinatra S., Oschman J. : 인체를 접지(신체적 정신적 건강이 향상될 수 있는 땅을 맨발로 걷는 등 땅과 접촉하는 활동)하는 효과는 심혈관 질환의 주요 요인인 혈액 점도를 감소시킨다." 대체 및 보완 의학 저널, 2013, 9 (2); 102-110.

[3] Chevalier G. : 40분 동안 접지된 인간 대상의 맥박수, 호흡수, 혈액 산소화, 관류 지수, 피부 전도도의 변화. 대체 및 보완 의학 저널, 2010, 16 (1): 81-87.

적으로 스트레스를 감소시킨다. 맥박수 변화, 피부 전도성 개선, 호흡수 및 혈중 산소 함량과 같은 여러 가지 생리적 효과가 나타날 수 있다.

5G 강제 설치(우리의 의견을 묻지 않고 예방 원칙에 반한!)로 전기에 민감한 사람들이 증가할 가능성이 있는데, 특히 그런 사람들에게 맨발 걷기를 권장한다.

전자 회로만큼 민감한 인체는 휴대폰, 컴퓨터, VR(가상 현실) 헤드셋, Wi-Fi 및 기타 인공 전자기 방출로 인한 전자기 간섭에 취약하다. 이는 우리 몸의 전자기 회로에 여러 유해한 방해를 일으킨다[4].

맨발 걷기는 자가 치유로 이어지는 긍정적인 운동이다.

우리의 고립된 유기체에는 음전하를 띠는 전자가 부족하므로 점점 더 증가하는 프리 라디칼(free radical, 중화에 필요한 음전하에 굶주림)로 인한 세포 산화에 효과적으로 맞서 싸울 수 없다. 맨발을 접지하여 음전하를 펄스화하는 것은 세포 산화를 중화하는 데 도움이 된다. 이는 유익한 항염증 작용과 에너지적으로 역전된 유기체의 재분극을 설명하는 중요한 과정 중 하나이다. 이러한 방법은 전기적인 균형을 유지하고 세포의 건강을 촉진하는 데 도움이 될 수 있다.

◈ 나무의 기공

찬추앙Zhan zhuang(Zhan = 일어서다, zhuang = 말뚝, 기둥)이라고 불리는 이 운동은 고대로부터 동남아시아와 중국에서 명상, 건강, 예술 또는 무술 준비로 수행되어 왔다. 일반적으로 나무자세(나무처럼 서 있는 자세)라고 부르지만, 생명의 근원을 기르는 자세(양생장)라고도 한다. 발을 움직이지 않는 이 부동의 기공은 경계하는 동시에 편안함을 제공하여 더욱 인내심을 갖게 하고 차분하게 만든다.

---

[4] www.bioinitiative.org : 유럽 의회의 Bioinitiative 2012 보고서: 1,800개의 독립적인 과학 연구를 통해 인공 전파의 유해성이 확인되었다.

처음에는 10~15분 정도 하다가 점차적으로 운동 시간을 늘려가는 것이 바람직하다.

적절한 위치를 선택하여 나무를 등지고 자리한다. 몸의 무게를 발에 균등하게 분배하고 골반 넓이로 서로 평행하게 발을 둔다. 어깨를 낮추고 이완시키며, 목은 약간 뒤로 당기고 혀는 입천장에 붙인다.

체중을 약간 앞으로 하고 무릎은 가볍게 구부리고 시선은 먼 곳을 향한다. 긴장되거나 통증이 있으면 자세를 교정한다. 올바른 자세는 에너지 소모가 적고 오랫동안 유지할 수 있다. 몸이 이완되고 가벼워진 느낌이 골반에 자리잡으면 모든 긴장에서 벗어나 이제 앉고 싶어진다.

땅에 잘 고정하고 골반을 세우고 앉은 후 회음부를 약간 위쪽으로 올려 명문 부위(허리)를 이완시키기 위해 약간 뒤로 젖힌다. 배가 수축되고, 어깨가 낮아지고, 손목이 유연하고 편안해지며, 눈을 아주 감거나 반쯤 감고, 팔꿈치는 마치 큰 나무를 팔에 안고 있는 것처럼 아래쪽을 향하여 벌린다.

가능한 한 오랫동안 버틸 수 있는 편안함을 찾는다(무리하지 않고 완전히 이완된 상태). 손목과 팔꿈치에 부착된 작은 공이나 팔을 올려놓을 수 있는 큰 비치볼을 상상할 수 있다.

서 있는 자세는 고정(뿌리), 수직성(몸통) 및 공간(볼륨) 능력을 발달시키고 몸과 마음에 활력을 불어넣는 장점이 있다. 하품, 떨림, 소리, 트림, 방귀와 같은 신체의 자연적인 움직임과 기 방출은 졸음을 예방하고 막힌 에너지를 뚫어준다. 재균형을 위한 신체의 이러한 본능적 발현을 억제하거나 경직된 부동 상태에 들어가는 것을 피한다. 운동 중 신체의 작은 움직임과 긴장은 정상적이고 자연스러운 현상이다.

거장 왕시앙자이Wang Xiangzhai[5]는 이렇게 기술했다.

"이 자세의 근본 기능은 질병 치료로 정신을 함양하고 몸의 구조를 강화하여 신체의 힘을 키운다. 현대의학의 관점에서 볼 때, 이러한 훈련 방법은 혈액순환을 촉진하고 신진대

---

5 Christophe Lopez 번역. www.yiquan78.org

사를 활발하게 하여 내장, 장기, 세포를 강화할 뿐만 아니라, 근육을 움직이지 않는 이 훈련은 내적 동력을 만들어 뇌를 긍정적으로 자극한다고 평가된다. 휴식 상태에 들어가기 전 이완감과 편안함을 경험하는 것 역시 긍정적 뇌 자극에 도움이 된다. 휴식 상태에 들어간 후의 자세는 절제된 보호 기능을 수행한다."

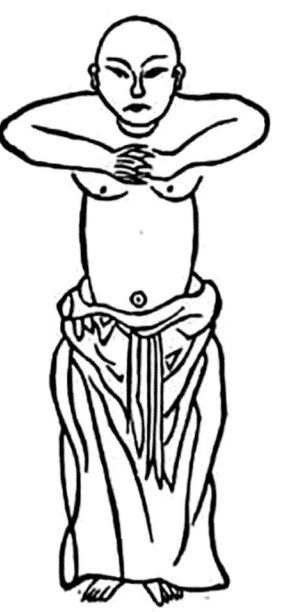

한의학에서는 이 수련 방법으로 경락과 모세혈관의 순환을 촉진하고, 기혈을 조화시켜 음양, 수화의 변화를 촉진하고, 정신을 북돋우고, 신체의 구조를 단련하며, 힘을 증가시킨다. 숲 속이나 나무들 사이에서 이 운동을 하면 더욱 효과적일 것이다.

◈ 산림 마사지

대나무나 다른 나무들을 이용한 마사지

사람의 척추 구조와 닮은 대나무 막대를 사용하여 바디 마사지를 할 수 있다. 1.2~1.5m 길이의 막대기면 양손으로 잡고 신체 특정 부위를 마사지하기에 충분하다. 물푸레나무, 개암나무, 밤나무로 만든 막대기를 사용할 수도 있다.

유연하고 견고한 이 마사지(또는 셀프 마사지) 도구는 시술자가 수행하는 움직임의 힘을 증강시킨다. 대나무 마사지는 몸을 편안하게 하고 가벼운 느낌을 주며, 긴장을 완화하고 근육 특히 등, 요추 및 목 근육의 깊은 이완을 촉진하여 스트레스와 피로를 줄이는 데 도움이 된다. 또한 '압축 롤러'와 같은 동작으로 혈액 순환을 활성화하고 림프계 순환을 돕는다. 피부에 가해지는 마찰과 진동을 통해 신체를 개선하고 정형하여 신체 독소 배출을 도우며 셀룰라이트와 지방 축적을 줄이는 데 도움이 된다.

대나무 마사지는 30분에서 1시간 정도 시행한다. 발이나 얼굴도 마사지할 수 있다.

바오딩Bao Ding밤 마사지

바오딩[6]Bao Ding 마사지는 이미 500년 전 명나라 때부터 시행되었으며, 단단하거나 속이 빈 금속, 돌, 나무(더 오래된 방식)로 만든 공 또는 호두를 사용했다.

마로니에(Aesculus hippocastanum) 밤은 신체의 부정적인 에너지를 포착하고 반사존을 통해 다양한 기관을 자극하는 데 사용할 수 있는 살아 있는 열매이다.

한 손바닥에 밤 두 개를 올리고 다섯 손가락으로 밤을 시계 반대 방향으로 서로 닿지 않게 돌린다. 이 운동은 방출되는 진동을 경혈점이 많은 팔다리에 전달하여 혈액 순환을 좋게한다.

손목에 긴장이나 통증이 느껴지면 즉시 왼손과 오른손을 바꿔 가며 마사지한다. 이 밤은 몇 번 사용한 후 버린다(땅에 다시 심으면 싹이 트고 새 나무가 자랄 수 있다!).

이 마사지는 발바닥이나 몸에도 할 수 있는데, 정확한 부위를 밤으로 누르고 가볍게 회전시킨다.

밤을 돌릴 때 팔을 흔들지 말고 양쪽 어깨를 편안하게 낮춘다.

밤 마사지는 근육과 힘줄을 이완시키고 혈액과 기의 순환을 촉진한다. 이 셀프 마사지로 혈압(고혈압)을 조절하고 근육 스트레스를 줄이는 동시에 신체와 관절을 강화할 수 있다.

정기적으로 시행하면 중추신경계를 자극하고 기억력을 강화하며 손의 마비 또는 떨림, 손가락과 손목의 관절염, 듀피트렌 구축증, 손목터널 증후군 등과 같은 여러 질환의 예방 및 치료에 큰 도움이 된다.

이 마사지는 항스트레스 특성이 있다. 최적의 효과를 얻으려면 휴식에 도움이 되는 조용한 환경(예: 숲속)에서 하는 것이 바람직하다.

밤을 손에 들고 돌리면 열기와 진동이 빠르게 느껴지는 동시에 얼얼함과 긴장감도 느낄 수 있다.

---

6 베이징 남서쪽에 위치한 허베이성의 도시, 바오딩.

밤이 경혈과 관련된 신체의 주요 지점을 누르기 때문에 진정한 반사학 및 에너지 마사지이다.

이 마사지를 규칙적으로 하면 손 사용이 능숙해지고 양손의 협응력이 향상된다.

이 마사지의 활동적인 회복력 덕분에 일하고 난 뒤 손의 피로를 풀어주는 데도 도움이 된다.

밤을 활용한 에너지 마사지를 통해 신체 상태를 개선하는 동시에 간접적으로는 정서적 웰빙에 긍정적인 영향을 줄 수 있다. 실제로 에너지 흐름이 원활해지면 마음과 감정에도 긍정적인 영향이 미친다. 이 마사지는:

- 대사 잔여물을 배출하여 손 조직의 신진대사를 증가시킨다.
- 몸 전체의 혈액, 기, 체액의 순환을 촉진한다.
- 이완 및 진정 효과가 있다.
- 뇌 활동 증가에 작용한다. 왼손을 마사지하면 우뇌에 작용하고 오른손을 마사지하면 좌뇌에 작용한다.

숲 매트리스

캐나다 개척자들은 매트리스를 말린 너도밤나무 잎으로 채웠다. 그들은 편안함 때문에 짚을 선호했는데, 물푸레나무 잎, 자작나무 잎, 호두나무 잎, 양치류, 귀리 껍질도 사용되었다. 겨울이 끝날 때면 사용하던 매트리스를 태우고 새로 교체하여 기생충(벼룩, 진드기 등)의 번식을 막았다. 이러한 매트리스는 밤 동안 신체를 마사지하여 항류마티스 효과를 주었다.

나무봉 짚고 걷기

12세기 베네딕토회 수녀원장 힐데가르드 Hildegarde de Bingen는 이 방법에 찬사를 보냈다.

노르딕 워킹과 마찬가지로 나무봉 짚고 걷기는 상체 근육의 80%를 사용하는 매우 완벽한 운동이다. 전통적인 걷기와 달리기는 주로 대둔근을 사용하지만, 나무봉 짚고 걷기에서는 복부, 팔, 가슴 근육, 어깨, 그리고 목이 중요하게 사용된다.

나무봉을 짚고 걷는 것은 일반 걷기보다 최대 60% 더 많은 산소가 공급되어, 더 깊이 호흡할 수 있게 한다.

노르딕 워킹은 신체의 모든 근육을 사용하기 때문에 지방 감소를 촉진하여 체중 감량에 도움을 준다.

나무봉 짚고 걷기의 유익한 효과는 튼튼해지려면 진동을 받아야 하는 뼈에서도 나타난다 (칼슘 옥시 인회석 결정에 대한 압전 효과에 의해).

규칙적인 운동은 하지의 관절을 풀어 주고 신체 상태와 유연성을 향상시키며, 허리와 복부 근육을 강화하는 동시에 목 근육의 긴장을 줄여 준다.

몸의 좌우 흔들림은 자세 유지와 협응력 향상에 도움이 된다.

나무봉에 가해지는 손의 이완과 압력의 교차는 심혈관계에 유익하며, 이는 손가락이 붓지 않는 이유를 설명한다.

보행 시 봉 사용은 팔의 움직임을 연장하여 걷기에 역동성을 더해주고 몸을 앞으로 추진시키는 전통적인 걷기의 장점을 더욱 강화시킨다. 이로써 지구력을 최적화할 수 있다.

숲테라피 장소의 예

◆ 프랑스

프랑스 국유림은 ONF(Office national des forêts, www.onf.fr/onf/forets-et-espaces-naturels/+/20::les-forets-de-nos-territoires.html)가 관리하며, 총 1,700만 헥타르에 이른다.

숲테라피 운동에 적합한 주목할 만한 많은 나무들 중 일부는 숲 한가운데에 있으며 'A.R.B.R.E.S.' 협회가 해당 목록을 작성했다.(https://www.arbres.org/contact.htm)

접근하기 쉽고 에너지가 풍부하여 숲테라피에 적합한 몇몇 숲을 소개한다.

브르타뉴

유명한 바렌톤 분수, 수령 800년이 넘는 콩코레 참나무가 있는 브로셀리앙드Brocéliande 숲을 모르는 사람이 있을까? 팽퐁-브로셀리앙드Paimpont-Brocéliande 숲에는 나무 밑에서 휴식과 명상을 즐기기에 이상적인 요정의 거울이라는 연못이 있다.

알자스

몽쎙뜨 오딜Mont Sainte Odile의 이교도 유적지는 여러 개의 코스를 만드는 약 10km 길이에 달하는 벽이 특징이다. 이 길을 따라가다 보면 특히 요정 고원에 나무가 많다. 이 책에서 제공하는 기술 정보를 고려한 보장된 에너지 재충전 장소이다!

리보빌레Ribeauvillé 국유림에는 높이 60m, 둘레 약 3m의 아름다운 더글러스 전나무가 자라고 있다. 진정한 식물 대성당과 같은 이 거인 나무들은 탁월한 재생 에너지를 방출하며 어린 새싹들은 싹눈테라피에 사용된다.

코르시카

코르시카에서 가장 큰 나무는 존자Zonza에 있다. 밤나무 가로수길에는 둘레가 10m가 넘는 것도 있다.

타른과 가론

모아삭 회랑에는 약 150년 된 아름다운 레바논 삼나무가 있다. 숲테라피 운동은 콤포스텔라로 향하는 길에 잠시 머무르기 좋은 평화로운 회랑 덕분에 더욱 기분 좋게 할 수 있다.

알리에

트롱쎄Tronçais 숲은 최고의 와인통을 만드는 참나무로 유명하다. 콜베르Colbert 숲에는 숲 관리를 계획한 태양왕의 장관인 콜베르를 기념하는 약 10그루의 멋진 참나무가 있다.

알프 드 오트 프로방스

노트르담 드 루르Notre Dame de Lure에 있는 예배당 기슭의 신성한 산에는 수백 년 된 보리수 세 그루가 있다. 이 목가적인 장소에는 숲테라피를 하는 동안 그 나무 아래에 있으면 신선함이 보장되는 장엄한 호두나무도 있다.

발두아즈

몽모랑시 국립공원은 50% 이상이 밤나무 숲으로 이루어져 있으며, 그 외에도 다양한 종류의 나무들이 우거져 있다. 또한, 쉽게 접근할 수 있는 멋진 산책로도 마련되어 있다. 클레망소 공원에는 이 평화로운 숲 공간을 사랑한 장 자크 루소에게 영감을 주었던 수령 300년 이상 된 약 40그루의 밤나무가 있다.

일드프랑스

일 아담L'Ile Adam 국유림. 파리 북서쪽 25km, 일드프랑스 가장자리에 위치한 이 숲은 우아즈 강의 왼쪽 기슭에 1,547헥타르 이상 펼쳐져 있다. 도시 근교 숲으로 발두아즈Val-d'Oise의 3대 국유림 중 하나이다.

선사시대(기원전 1960년으로 거슬러 올라가는 거석 기념물인 평석이 현존)부터 사용되어 온 이 숲은 16세기부터 몽모랑시 가문과 이어서 콩티 왕자들의 소유였으며 사냥터로 개발되었다. 주로 참나무(식림의 56%), 밤나무, 서어나무, 보리수, 너도밤나무로 구성되어 있으며 여러 연못과 다양한 동식물이 서식하고 있다.

25km 길이의 하이킹 코스를 따라 다양한 100년 된 나무들이 즐비하며, 500종 이상의 식물종과 수많은 동물종을 보호하고 있다.

오 드 센느

샤뜨니-말라브리Châtenay-Malabry 수목원은 샤뜨니의 저택에서 살던 낭만주의 시인 샤또브리앙Chateaubriand이 자주 방문했던 곳이다. 그의 저택 맞은편에는 쉽게 접근할 수 있는 웅장한 푸른색 아틀라스 삼나무가 심겨져 있는 정원사의 고택이 위치해 있었다. 이 거대한 나무 아래에서 우리는 샤토브리앙의 <고요한 숲, 즐거운 고독, 나는 당신의 감추어진 그늘 속을 헤매고 싶어> 라는 시를 묵상할 수 있다.

센 에 마른

파리에서 남쪽으로 약 60km 떨어진 곳에 위치한 퐁텐블로 숲은 유네스코가 생물 다양성을 인정한 곳으로, 매우 다양한 풍경을 선사한다. 과거 프랑스 왕들의 사냥터였던 이 광활한 왕실 숲은 주로 참나무와 실베스터 소나무가 자생하는데, 넓이가 20,000헥타르가 넘는다.

전 세계적으로 유명한 퐁텐블로 숲은, 연상 작용을 일으키는 형태와 빛, 다양한 분위기의 바위 무지에 매료된 많은 예술가들에게 영감을 주었다. 1861년부터 이 공간을 보호하는 데 기여한 시인 라마르틴Lamartine, 조르주 상드Georges Sand, 빅토르 위고Victor Hugo 덕분에 이곳은 세계 최초의 자연 보호구역이 되었다.

이곳에는 수령 400년이 넘는 '설리' 참나무와 '긴 계곡의 꽃다발'이라 불리는 고착 참나무 8그루가 왕관 모양으로 둥글게 배열되어 있다. 그 중앙에 서서 숲테라피 운동을 통해 바이탈 에너지를 포착하여 온전히 스스로를 충전하기에 좋은 장소이다.

◆ 스위스

평화로운 장소 안에 있는 웅장한 예배당 근처에 위치한 마르키시Marchissy (보 주canton de Vaud)의 보리수는 종교에 저항하는 이교도 지역을 기독교화하기 위해 1300년경에 심었다. 그 나무는 둘레가 10m가 넘는, 스위스에서 두 번째로 큰 보리수로 접촉 시 에너지 재충전에 큰 도움이 된다.

리수Risoux (보Vaud)의 쥐라 숲은 스위스와 프랑스 국경 양쪽에 펼쳐져 있다.

특히 현악기 울림판 제조에 사용되는 '물결 모양의' 가문비나무를 제공한다. 이 수백 년 된 가문비나무는 성장이 매우 느리기 때문에 울림판 제조에 적합한 매우 단단한 목재가 된다.

갈름(Galm) 숲은 프리부르 주의 북동쪽에 위치하고 있으며 면적이 250헥타르가 넘는다. 이 숲에는 수령 300년이 넘는 참나무가 있다.

스위스에서 가장 오래된 나무는 발레Valais의 오버게스텔른Obergesteln에 위치한 낙엽송 mélèze일 것이다. 수령은 1500년으로 추정된다. 직경 7.4m의 나무 기둥은 특히 아침에 에너지를 재충전할 수 있게 해준다.

스위스가 원산지인 프레지던트 전나무는 수령 277년의 유서 깊은 고목으로 유럽에서 두 번째로 큰 화이트 전나무이다. 이 나무는 뇌샤뗄Neuchâtel 근처 쿠베Couvet의 COV113 삼림 구역에 위치하고 있다.

쿠베 외에도 뇌샤뗄 주의 **싼느Sagne 및 쇼-드-퐁Chaux-de-Fonds 숲**에는 아름답고 전형적인 흰 전나무가 있다.

몽트뢰 고지대에 있는 **꼬Caux 숲**에는 높이가 53m가 넘는 100년 된 더글라스 전나무가 있다.

앙씨엔-포레타Ancienne-Porrettaz라고 불리는 프로방스 지역의 목초지에는 신기한 풍경이 있다. 너도밤나무 숲이 원형으로 배열되어 있고, 그 수관이 서로 만나서 멀리서 보면 마치 한 그루의 나무 같은 모양을 하고 있다. 이 에너지 원형 안에서 그룹으로 숲테라피 운동을 하는 것은 매우 유익하다.

임업과 밀접하게 연결된 **봄Baulmes 숲**에는 자이언츠 트레일이라는 작은 숲 지역이 있다. 눈에 띄는 표본이 여러 개 있는데, 그 중 가장 큰 표본은 48.8m까지 웅장하게 솟아 있다. 근처 샹벤트Champvent의 연못 가장자리에는 아주 유명한 아름다운 참나무가 있는데 잎사귀가 무성한 가지들을 펼치고 있다.

샤티용Châtillon 참나무(Jura)는 유럽에서 가장 크고 오래된 꽃자루가 있는 참나무라고 한다. 이 장엄한 나무는 오래되고 매우 뒤틀린 기둥에 돌기와 돌출부가 있어 혹 난 참나무라는 이름이 붙었다. 매우 이례적으로 장수하는(약 500년) 이 참나무는 외풍으로부터 보호되고 빛에 잘 노출되어 있어서 화려한 개화에 유리하다.

숲테라피 운동을 하며 걷는 길은 샤티용 마을 시내에서 유명한 참나무가 있는 마을 기슭까지 이어진다. 이 마법 같은 장소에서는 특히 아침에 다양한 숲테라피 운동을 하며 최소 한 시간 동안 시간을 보낼 수 있다.

디엠티겐Diemtigen(베른Berne) 근처에서는 높이 35m, 수령 약 460년의 가문비나무를 볼 수 있다. 지상으로부터 1m 높이에서의 기둥 둘레가 약 9m이다. 이 장엄한 나무는 놀라운 힘을 발산한다.

아뢰즈Areuse 협곡은 숲테라피 산책을 즐길 수 있는 경이로운 장소이다. 누와레그Noiraigue에서 출발하여 뇌샤뗄Neuchâtel 호수로 흐르는 강을 따라 부드리Boudry까지 간다. 악마의 다리라 불리는 곳 아래에는 웅장한 물푸레나무가 자리잡고 있는데, 그 기둥에 기대어 우리의 수직성을 회복할 수 있다.

로슈포르Rochefort 마을(뇌샤뗄 주)에서 볼Bôle 마을 방향으로 메르다쏭Merdasson 개울을 따라가면 수천 년 된 잔 모양 바위들이 있고, 계곡 아래에는 아름다운 너도밤나무가 몇 그루 수직으로 서 있다. 계곡 전체가 평화로워 자기 자신 내면으로의 명상에 도움이 된다.

뇌샤뗄 주의 오뜨리브Hauterive 수도원 근처에 위치한 아베Abbé 숲에는 수령이 약 180년 된 밤나무가 있다.

오뜨리브의 시스테르시안Cistercian 수도원은 스위스의 프랑스어 사용 지역에서 가장 오래된 수도원이다. 사린 강의 오른쪽 강둑을 형성하는 높은 사암 절벽에서 그 이름이 유래되었다.

12세기에 지역의 남작이 설립한 이 수도원에는 현재 약 20명의 수도사가 소박한 삶을 살고 있다.

마을 근처 모렌스Morrens의 신성한 켈트 언덕 교차로에는 참나무가 있는데, 특히 그 나뭇가지 아래 있는 벤치에 앉아 있으면 기분이 아주 좋아진다. 숲테라피를 시행하는 동안 지구와 우주 에너지 모두의 혜택을 받을 수 있다.

발 드 뤼Val de Ruz 들판 한가운데 위치한, 쁘띠 베르띠에Petite Berthière(보Vaud 주)에서는 기둥이 나선형으로 땅에 넓게 박혀 있는 데리에르-뻬르뛰Derrière-Pertuis 단풍나무를 꼭 보아야 한다. 이 곳에서 숲테라피(sylvothérapie) 운동을 통해 자기 내면의 뿌리내림ancrage을 성장시킬 수 있다. 해당 지역의 다른 단풍나무들도 답사하며 그 장소에서 발산되는 강력한 에너지를 느껴 보자.

마지막으로, 끝이 없을 듯한 이 목록을 마치기 위해, 브록크Broc(프리부르 주) 마을을 통해 갈 수 있는 마르쉬Marches 예배당으로 가 보자. 그곳에는 여러분을 명상으로 초대하는 웅장한 보리수들이 심겨 있다.

확실히 눈에 띄는 나무 옆에 예배당이 있다는 것은 그 장소가 에너지로 충만하다는 것을 의미한다. 하늘과 땅 사이에 있는 나무 기둥에서 스스로를 충전하는 시간을 가져 보자.

◆ 벨기에

쎙 위베르Saint Hubert 숲

벨기에와 룩셈부르크 자연 환경의 보석과도 같은 뗀느빌Tenneville 지역은 영토의 절반 이상이 숲으로 덮여 있는데, 신비한 생물을 포함하여 생물학적으로 매우 흥미로운 프레이르Freyr 대숲의 신비로운 아름다움을 지닌 37개 사이트(3개의 Natura 2000 사이트 – 영토의 35%)를 보유하고 있어 에너지 재충전하기에 아주 좋은 곳이다.

일년 내내 샴플롱-뗀느빌Champlon-Tenneville 관광협회에서 안내인 동행 삼림욕을 제공한다. 스트레스와 감정 관리를 목적으로 하거나 가족 단위의 방문자를 위해, 동행하는 에코 가이드/숲 테라피스트는 프로그램의 접근 방식에 따라 세심하게 맞춤형 서비스를 제공한다. 이 경험을 직접 하고 싶다면 경유지가 표시된 특정 경로를 이용하도록 한다.

마찬가지로, '나무를 따라'의 경로를 이용하면 16~29km(자동차로)에 걸쳐 아름답고 경이로운 나무와 흥미로운 수많은 경관 사이트를 만날 수 있다.

나무 이야기 우회로는 여러 협회를 하나로 모은 시민 프로젝트이다. 씨르키위Cirkwi 및 씨

티트레일Sitytrail에서 여행 일정을 다운로드할 수 있으며, 뗀느빌 관광 안내소에서 나무 이야기 전단지를 구할 수 있다. (www.champlon.info)

숲 탐험부터 정기적 운동까지, 숲 활동은 사람들을 행복하게 만드는 이점이 있다. 뗀느빌은 또한 숲속에서의 아침식사와 숲속에서의 해돋이 코스도 주최하고 있다.

더 많은 정보를 원한다면 tenneville@baindeforet.be 참조

슈브토뉴Chevetogne 지역

슈브토뉴 지역은 씨네Ciney 근처의 550헥타르에 달하는 자연 숲속에 위치하고 있다. 숲테라피 워크숍으로 진행되는 활동이나 산책을 하는 동안 다양한 경치를 볼 수 있다.

이 지역은 가족이 기대하는, '정원에 미친 주말'을 포함하여 일 년 내내 수많은 독특한 이벤트 프로그램을 한 장소에 집결시켰다.

지역 전체에 흩어져 있는 12개의 테마 정원 외에도 공원에는 개별적으로 접근할 수 있는 숲테라피 코스가 마련되어 있다.

더 많은 정보를 원한다면 www.province.namur.be 나

info.chevetogne@province.namur.be 참조

베르트릭스Bertrix 수목원

베르트릭스 수목원은 베르트릭스와 에르뵈몽Herbeumont 사이의 숲, 높이 420미터에 4헥타르가 넘는 고원에 위치한 시민의 숲 안에 1914년 조성되었다.

오늘날 우리는 이곳에서 온대 유럽, 북미 및 동남아시아가 원산지인 침엽수 46종을 포함하여 무려 81가지 수종을 발견할 수 있다. 수백 년 된 많은 나무는 숲테라피 실습에 이상적이다. 특히 산책로가 별 모양으로 배열되어 있고 접근하기 쉬운 이점이 있다.

이곳에는 아름다운 순환 산책로가 수목원을 통과한다. www.visorando.be에서 다운로드할

수 있다. 더 많은 정보를 원한다면 www.bertrix.be 참조

완느Wanne에 위치한 르 페 뒤 디아블Le Faix du Diable

르 페 뒤 디아블은 북쪽 면에 돌출된 벽이 있는 8m 높이의 암석이다. 트루와-뽕Trois-Ponts 지역의 완느 마을 근처에 위치하고 있다. 바위 아래에 있는 아름다운 나무에서 숲테라피 운동을 즐길 수 있다.

유명한 수맥술사 마르셀 장피에르Marcel Jeanpierre가 높이 평가한 이 에너지 넘치는 장소는 숲속 명상과 활력 회복에 도움이 된다.

더 많은 정보를 원한다면 www.troisponts-tourisme.be/ 참조

트루와-뽕 관광안내소 080/68 40 45

파르니에르Farnières 수목원

파르니에르 CRH(Centre de Rencontres et d'Hébergement 회의 및 숙박 센터)는 발 드 삼 Val de Salm 지역(빌삼Vielsalm 지방자치단체)의 아르덴Ardennes 숲 중심부에 위치하고 있다. 그랑-알뢰Grand-Halleux 마을에서 좀 떨어진 이 촌락은 43헥타르가 넘는 공원, 숲, 초원이 펼쳐져 있는 파르니에르 성의 영향력 하에 있다. 벨기에 숲 중심부에 위치한 이 시설의 위치는 특별하다. 숙소 주변에는 다양한 하이킹 코스가 있으며, 2km 거리에 숲속 정글짐 공원이 있다. 연못은 휴식과 명상에 이상적이다.

수목원에는 길을 따라 곶처럼 형성된 네 그루의 가문비나무 그룹을 포함하여 아름다운 나무들이 자라고 있으며 숲테라피 운동에 이상적인 '성당'이라고 불리는 장소이다.

더 많은 정보를 원한다면 www.farnieres.be 참조

수아뉴Soignes 숲

너무 웅장해서 대성당 너도밤나무 숲이라는 별명이 붙은 수아뉴 숲은 70%가 너도밤나무로 이루어져 있지만 참나무와 밤나무도 많다. 숲의 조성은 오스트리아 합스부르크 왕가(1714-1795) 시대로 거슬러 올라간다.

숲 관리인이 표시한(노란색과 파란색 표시) 산책로를 통해 숲테라피 운동을 할 수 있는데, 크고 장엄한 나무, 작고 가파른 계곡, 오래된 높은 수림의 모든 양상을 발견할 수 있다. 그 곳에서 주목할 만한 두 그루의 참나무를 선별했다:

- 루즈-끌루와트르Rouge-Cloître 산림보호구역에서는 폴 고진Paul Cosyn 참나무(전 수아뉴 숲 우호연맹 사무총장, 1960-1995)를 발견할 수 있다. 둘레가 4m가 넘는 곧은 나무로 여러 사람이 동시에 수직운동을 할 수 있다.
- 여전히 루즈-끌루와트르 보호지역 안에는 둘레 약 5m의 멋진 너도밤나무가 활력 넘치는 재충전의 순간을 위한 사람들을 맞이하고 있다. 참나무(H)être 가 될 것이냐, 참나무(H)être 가 되지 않을 것이냐, 그것이 문제로다! 집시들은 이 나무에 영적인 중요성을 부여했다.

더 많은 정보를 원한다면 www.foret-de-soignes.be 참조

빌삼Vielsalm 그랑 브와Grand Bois 숲

해발 550m에 위치한 '그랑 브와' 국유림은 1,600헥타르가 넘는다. 이곳은 주로 가문비나무, 전나무, 미송과 같은 침엽수 교목과 너도밤나무나 서어나무 같은 몇몇 활엽수로 조성되어 있다.

이 숲은 목재 생산, 생물 다양성의 보고, 대중에게 개방된 녹지가 결합된 나무의 다기능적 역할을 보여주는 훌륭한 예이다.

실제로 숲 중심부(뇌빌-꼬망스테르Neuville-Commanster 도로를 따라)에는 물과 산림

2부 |

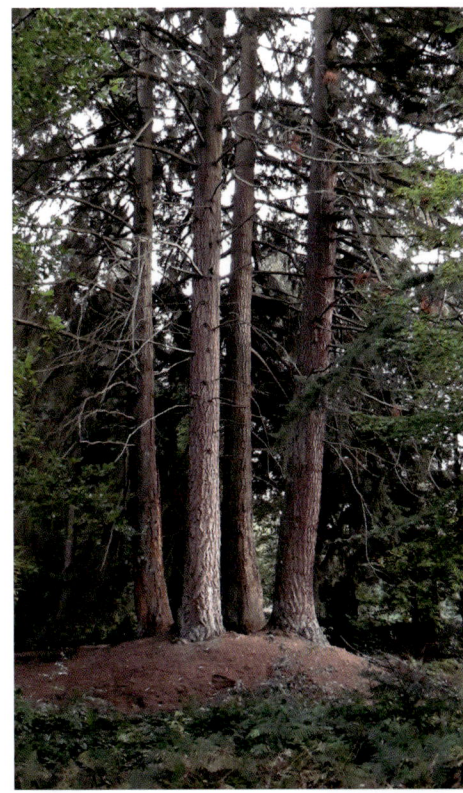

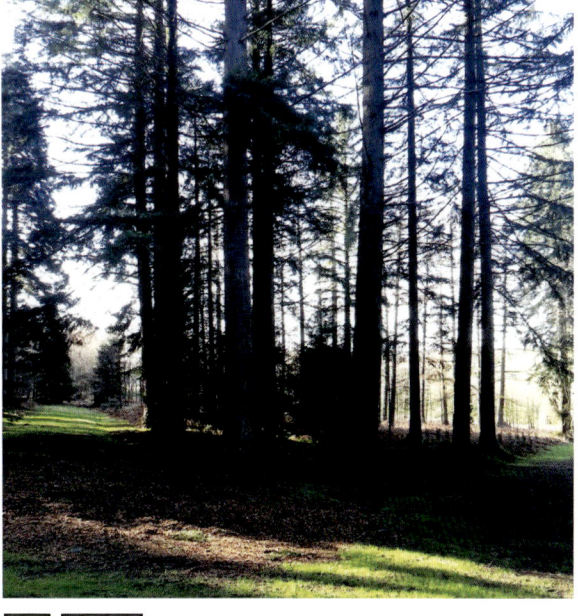

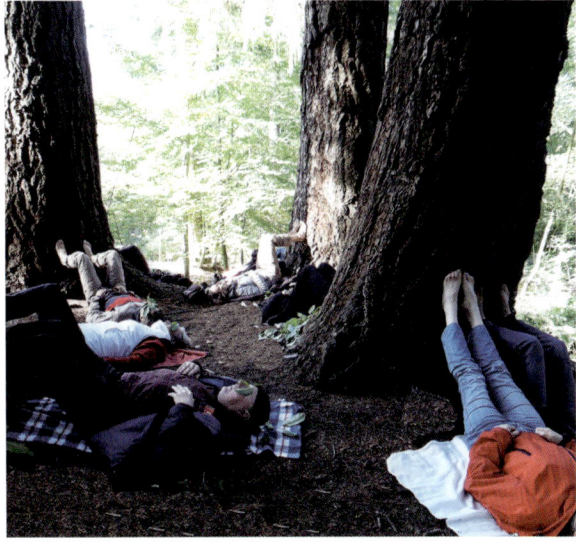

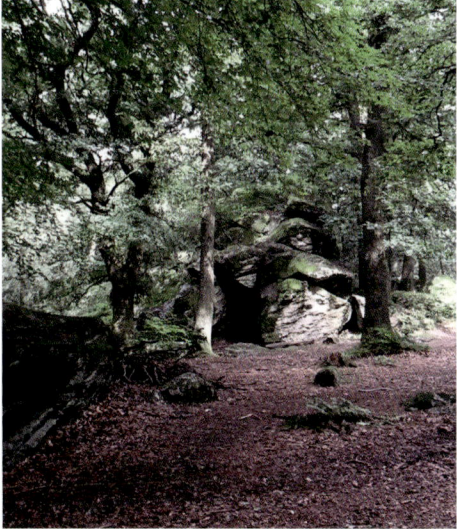

| 1 | 3 |
| 2 | 4 |

93

엔지니어인 오퍼겔드J.P. Offergeld가 만든 유명한 쏘 베세파So Bèchefa 공터가 있다.

또한, 그랑 브와에는 1902년에 설립된 수목원도 있다. 여기에는 장대한 표본, 특히 숲테라피 세션을 연습할 수 있는 북미 태평양 연안의 수지성 종이 포함되어 있다.

더 많은 정보를 원한다면 :www.luxembourg-belge.be

안리에Anlier 숲

오뜨 쉬르Haute Sûre 자연 공원에 위치한 안리에 숲은 룩셈부르크 남동부에 위치한 벨기에 아르덴Ardenne (약 80,000 헥타르)에서 가장 큰 산림 지역 중 하나이다.

아를롱Arlon, 아떼르Attert, 바스또뉴Bastogne, 포빌레Fauvillers, 아베이Habay, 레글리즈Léglise, 마르뜨랑주Martelange, 뇌샤또Neufchâteau 및 보-쉬르-쉬르Vaux-sur-Sûre 지역에서 발견할 수 있는 120개 이상의 표시된 순환로를 제공한다!

이 숲의 특별한 장소 중 하나는 오래된 교회 또는 옛 수도원이라고도 불리는 미스부르Misbour이다. 이 신화적이고 신비한 장소는 침묵의 지대에 있는 숲 한가운데에 위치하고 있으며, 폐허 가장자리에 있는 큰 너도밤나무에서 명상과 숲테라피 운동을 하기에 이상적이다.

더 많은 정보를 원한다면 www.grandeforetdanlier.be 참조

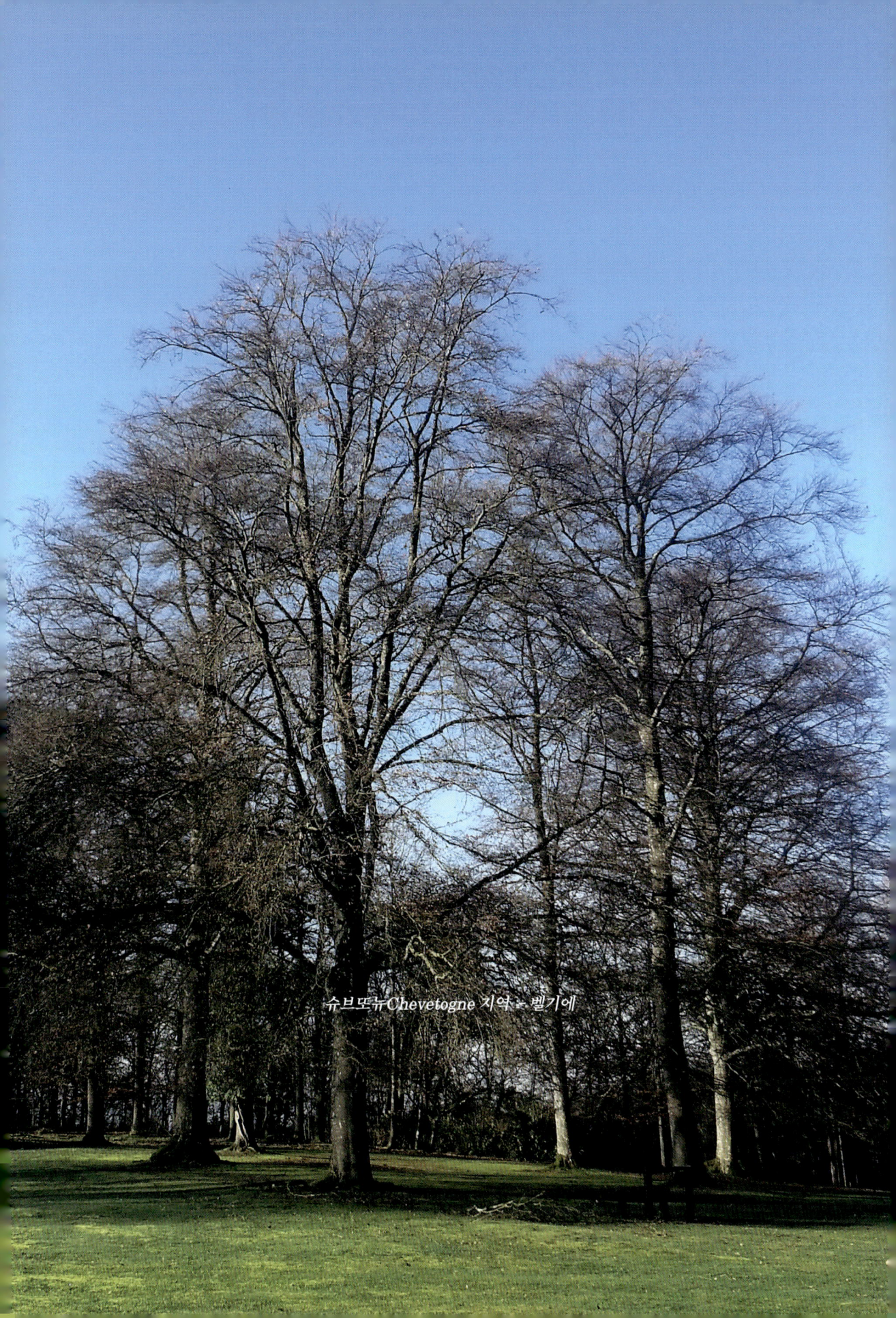

슈브또뉴 Chevetogne 지역 - 벨기에

3부

가정에서 하는 숲테라피

모션 블러 기술을 사용한 숲의 예술적인 사진 작업

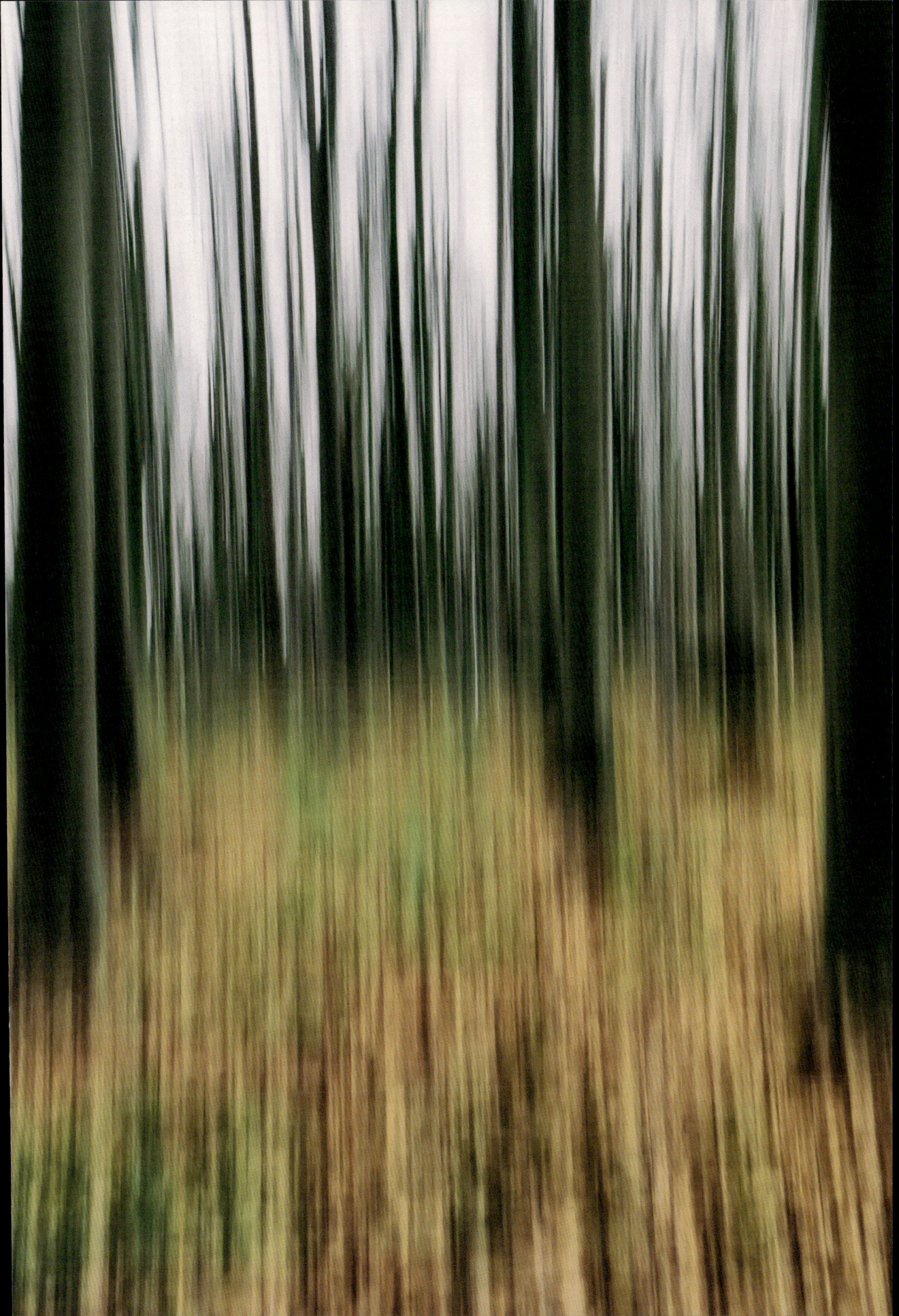

| 가정에서 하는 숲테라피

가정 요법

◆ 쟈뀌에Jacquier[1] 에어볼Bol d'air로 숲을 호흡해 보자

에어볼은 간단하고 자연스러운 방법으로 세포에 산소 공급을 향상시키는 독특한 방식이다. 르네 쟈뀌에René Jacquier[2] 교수가 20년 이상 걸려 개발한 에어볼은 최적화된 기술 혁신의 결과이다.

생성된 진정한 초기 산소로 간주되는 소위 옥소늄 산소($H3O+$)의 4가 유도체의 흡입으로 이루어진다. 테르펜 과산화물(주로 활성화된 알파-피넨 및 베타-피넨)뿐만 아니라 물 분자를 전기분해해서 생성된 산소($O2$; 증기 형태로 살포한 공기에 존재하고 계면수 형태로 테레빈유에 존재함)도 전달한다.

쟈뀌에 방식은 순수 산소를 흡입하는 기존의 정량적 산소화 방법과 완전히 다르다. 실제로, 여기에는 산소 호흡이 아닌 진정한 산소 동화가 이루어지는데, 그 이유는 옥소늄 유도체가 불안정한 방식으로 헤모글로빈과 결합하여 강한 산소-헤모글로빈 결합보다 세포 환경에서 훨씬 더 쉽게 방출되기 때문이다.

이 옥소늄 이온은 모든 세포에서 산소의 생체 이용률을 즉시 증가시켜 산화 생체 촉매 역할을 한다. 따라서 정량적 산소 공급이 수행하지 못하는 모든 세포 호흡을 돕는다.

자연적이고 동화성이 뛰어난 균형 잡힌 산소공급은 진정한 웰빙을 가져다준다.

이 장치는 테레펜틴[3]의 테르펜 화합물에서 발생하는 휘발성 분자를 변환하여 아주 미세하게 분무하므로 호흡하기에 매우 쾌적하고 부작용이 없다.

---

1 www.holiste.com
2 화학 엔지니어인 르네 쟈뀌에René Jacquier는 여러 특허로 정의된 촉매 산소 치료 공정을 개발했다.
3 엄선된 소나무에서 수지를 증류하여 생산되는 란데스 소나무 테레빈유는 에어볼(Bold d'air)을 통해 특별한 속성을 갖게 된다.

수천 명이 하루에 몇 분씩 3주 과정 치유법을 반복하면서 쟈뀌에 에어볼을 사용한다. 이러한 건강한 생활 방식은 삶의 질과 건강을 향상시킨다. 에어볼에 관련된 과학자들의 연구 작업을 설명하는 출판물도 많다.

가정에서 하는 이 산소화 방법은 간단하고 안전한 숲테라피 호흡 치료법이라고 할 수 있다. 정기적으로 시행하면 피곤하거나(신체적, 신경적 과로로) 노화로 발병되는 저산소증 예방에 도움이 된다.

쟈뀌에 에어볼을 통한 호흡은 산화로 생긴 특정 유기 폐기물을 파괴하고 콜로이드 수준에서 재분산된다.

실제로, 세포가 제대로 호흡하지 못하면 스스로를 잘 방어하지 못하고 콜로이드 분산으로 제거되는 대신 세포 환경에서 침전되고 응집되는 유기 폐기물의 생성자가 된다. 이는 특히 암이 되는 과정을 시작할 수 있다. 암은 세포 호흡이 비정상적으로 변할 때 발생한다. 산소 부족은 세포 내 산소 결핍증과 전자기 불균형을 초래한다.

이 치료법은 일반적인 질병뿐만 아니라 수많은 대사 질환(고콜레스테롤, 당뇨병), 알레르기, 심폐 및 순환기 질환(폐울혈, 폐색전증, 심근허혈, 협심증, 동맥고혈압, 동맥경화증, 빈맥, 심계항진, 심근경색), 호흡 곤란(기관지 천식, 결핵, 폐기종, 기관지 확장증, 규폐증, 만성 부비동염, 비강 막힘 등과 같은 비인두 감염) 등에 적용된다.

세션 중에 특정 숲테라피 호흡 운동을 적용하면 쟈뀌에 에어볼의 효과가 더 높아진다.

◈ 천연 에어로졸과 나무의 향기

나무로부터 추출된 에센셜 오일로 하는 디퓨저와 나무의 향기는 사람의 내면 상태를 좌우하는 장소의 환경을 좋게 바꿔 준다. 향기는 방향성 외에도 보호(프랑킨센스, 미르, 벤조인) 또는 치료 역할을 할 수 있다. 예를 들어 뿌리내림(시더우드 에센셜 오일 - 세드루스 아틀란티카Cedrus atlantica)을 촉진하고, 순환(사이프러스 에센셜 오일 - 퀴프레수스 셈페르비렌스Cupressus sempervirens) 또는 부신 활력 주기(블랙 스프루스 에센셜 오일 – 피세아 마리아나Picea mariana로 허리 마사지)를 할 수 있다.

"나무의 치유력은 냄새에도 있다. 나무가 우리에게 호흡할 때 발산되는 향이 인간안에 있는 나쁜 것을 쫓아낼 수 있다. 그러나 나무가 주는 치료약을 받기 위해서는 그 대가로 우리의 피 속에 숨겨져 있는 이 따뜻한 힘, 사랑을 주어야만 한다."

마리오 메르시에[4], <싹눈테라피 gemmothérapie: 나무의 싹눈부터 병까지>

4　Mercier M., <<거장 나무의 가르침, 인간과 나무의 마법 이야기>>, ed. 알빈 미셸 Albin Michel, 1986, p. 171.

◈ 나무의 싹눈부터 병까지, 싹눈테라피

나무는 싹눈, 씨앗, 뿌리 덕분에 완전히 생분해되고 독립적이며 무한적으로 재생 가능하다. 싹눈테라피는 순환 경제 모델과 라부와지에Lavoisier가 제시한 원칙을 존중한다.

"아무것도 사라지지 않고, 아무것도 생성되지 않으며, 모든 것은 변형된다."

1- 싹눈테라피gemmothérapie 의 역사(부록 2 참조)

2- 싹눈테라피의 정의

알레Hallé[5]가 언급했듯이 나무는 통합된 분자 연합체인 메타 유기체로 간주되어야 한다. 괴테Goethe[6]에 따르면, 나무는 싹눈으로 표현된 생명 단위들이 집결된 복합적 실체이며, 끊임없이 재생되는 싹눈의 분열조직은 생명과 에너지의 원천이다.

싹눈테라피는 신선한 어린 새싹, 싹눈, 뿌리와 같은 성장 배아 식물 조직을 물-알코올-글리세린 혼합물에 침용하여 얻은 추출물을 사용한다.

싹눈의 기저부에는 작고 조밀한 액포, 얇은 세포벽, 광합성이 없는 비기능성 색소체가 있으며, 빠르게 증식하는 미분화 배아 세포로 구성된 분열 구역이 있다. 이 전능성 세포는 결코 죽지 않으며 매년 나무의 잎이나 가지를 생산한다. 이것이 바로 진정한 식물 줄기세포이다.

식물의 싹눈은 미래 식물의 모든 에너지 잠재력과 모든 유전 정보를 포함하고 있다. 이러한 배아 세포 하나만으로도 식물 전체를 재구성할 수 있으며, 이는 실험실에서 흔히 수행되는 무성 생식이다.

이 배아 조직은 다른 조직에 비해 더 많은 핵산(유전 정보)을 함유하고 있으며 미네랄, 미량원소,

---

5 Hallé Francis: 나무를 위한 변론, Actes Sud, 2005.
6 Goethe J.W. von: 식물의 변모 및 기타 식물학 저술. 3ème éd., Paris, éd. Triades 1992, 336 pp.

비타민, 호르몬(옥신, 지베렐린) 및 효소와 같은 다양한 성장 인자, 특히 봄에 나무에서 공급되는 미네랄 수액을 함유하고 있다.

이 치료법은 조직 재생, 자극 및 세포 배출을 활성화하여 신체 해독을 보장하는 진정한 식물조직 식물배아테라피[7]이다. 이러한 어린 조직은 기존 성숙한 식물의 전통적인 식물요법에서는 알 수 없었던 새로운 치료 적응증을 나타낸다.

치료 적응증에 대한 종합 연구가 이를 증명한다. 따라서 글리세린 보리수(Tilia tomentosa) 침출물은 꽃과 연관된 진정 특성과 변재의 정화 및 이뇨 특성을 모두 가지고 있다. 열매의 약효(심장 근육에 작용)와 꽃의 약효(심박수)를 모두 갖고 있는 산사나무 새싹(Crataegus oxyacantha)의 경우도 마찬가지이다.

닥터 폴 헨리Pol Henry가 정의한 바와 같이, "싹눈테라피는 식물 배아 요소의 잠재적인 생물학적 에너지를 동원한다."

따라서 닥터 폴 헨리의 말에 따르면, 싹눈테라피는 활성 성분의 의학이기 전에 우선 에너지의 의학이다. 싹눈 추출물은 정보와 활성 성분의 진정한 농축액으로, 싹이 나오는 나무의 모든 특성을 포함하고 있으며, 식물의 전체를 대표하는 즉, 총체적인 약용식물요법이다.

3- 싹눈과 어린 새싹 추출물

싹눈테라피는 두 가지 형태의 추출물을 제공한다:

- 싹눈 또는 어린 새싹의 단일 추출물(마더 팅쳐라고도 함)에는 특정 치료 용도와 관련된 싹눈의 모든 특성이 포함되어 있다.
- 싹눈테라피 복합체(또는 싹눈 복합체)는 특정 문제에 대한 식물사회학, 생화학 및 임상 데이터를 기반으로한 조화로운 싹눈 조합을 제공한다.

---

[7] '식물배아테라피Phytembryotherapy'라는 용어는 Pol Henry 박사가 첫 출판에서 사용했다. (식물배아테라피-싹눈테라피, éd. auteur, 123 p.1970). 이 용어는 다른 작가들에 의해 다른 작품명으로도 재사용된다. 몇몇은 마찬가지로 물-배아테라피에 대해 언급한다.

단일 및 복합 형태의 싹눈테라피는 식물요법은 물론 동종요법, 침술 또는 소위 대체의학을 보완한다.

4- 싹눈과 새싹 주요 단일 추출물의 치료적 특성[8]

• 점성이 있는 오리나무(Alnus glutinosa) 싹눈 마더 팅쳐

훌륭한 순환계 치료제인 오리나무는 정맥 및 망막 혈전증을 예방한다. 걸쭉한 혈액의 점도를 줄여 잘 흐르게 만드는 것이다. 오리나무는 관상동맥 질환, 동맥염, 단독 및 정맥염에 대한 치료제로 특히 항염증제 역할을 한다.

또한 호흡기, 소화기 및 골관절 시스템에도 작용한다.

기억력과 집중력을 자극하기 위해 오리나무를 올리브(뇌 기능 장애) 및 로즈마리(신경층의 균형 작용)와 결합한다. 이는 지적 활력을 유지하고 주의력을 자극하며 기억의 구멍 경향이 있는 사람들에게 흔히 나타나는 피로와 뇌 순환 장애에 대해 작용한다.

• 자작나무(Betula) 싹눈 마더 팅쳐

자작나무 싹눈은 항염증제로 관절 통증에 개입하여 허리 통증, 강직증 및 경직 완화에 기여한다. 특히 뼈 재생 촉진을 통하여 인산칼슘 대사 장애에 작용한다. 조직을 재광화시키기 때문에 구루병에 추천된다.

간(항독소) 및 요로(신장염, 신장 결석)의 종합 배수제로서 부종, 비만, 신장 및 방광 결석증을 유발하는 수분 저류로 고통받는 사람들에게 성공적으로 사용된다.

봄에 새싹을 부풀게 하는 자작나무 수액[9]은 요산, 콜레스테롤 등 유기성 노폐물 제거를 활성화한다. 유기적으로 재활력을 주는 세포 내 생명수이다.

---

8 Petit Traité de Gemmothérapie. Ed. FEH - 6690 VIELSALM.
9 Andrianne Ph. : <나무, 수액에서 싹눈까지> Éd. Amyris, Bruxelles 2017, 111 p.

자작나무 새싹은 블랙커런트 새싹(항염증, 코르티손 유사), 산송(연골 재생) 및 포도나무(항염증)와 결합될 수 있다. 이 세 가지 싹눈은 유연성을 향상시키고, 관절 마모를 방지하며, 만성 다발성 관절염으로 인한 다양한 관절 통증을 재광화하고 완화한다.

- 은행나무(Ginkgo biloba) 새싹 마더 팅쳐

은행나무는 3억년 전부터 지구상에 존재해 왔다. 진정한 '살아 있는 화석으로 여전히 오늘날에도 현존하는 가장 오래된 수종이다. 정맥, 모세혈관, 동맥 순환계에 작용하는 세포 노화 방지 치료제이며 혈소판 응집을 저하시켜 혈액 점도를 줄인다.

이는 혈관벽에 산소가 더 잘 확산되도록 보장하고 전반적인 세포 산소화를 보강하여 더 나은 막 분극을 유지함으로써 뇌 보호 역할을 한다.

뇌로 혈액 유입이 원활한 덕분에 정신적 기민함, 단기 기억, 학습 능력, 주의력을 높여준다.

은행나무 추출물은 알츠하이머병 초기 단계에서 정신 퇴행 문제들에 효과적인 것으로 증명되었다.

- 서어나무(Carpinus betulus) 싹눈 마더 팅쳐

서어나무속 싹눈은 주로 이비인후과에서 특히 부비강 점막에 작용한다. 오리나무 싹눈(항염증, 화농성 이비인후과 질환), 야생 들장미(면역 방어 자극) 및 카씨스(블랙커런트/항염증)와 함께 결합해 상부 호흡기를 깨끗하게 하고 코 점막 충혈을 완화하며 부비동염(만성일지라도)을 제거하고 자연 면역력을 강화한다.

- 샤떼니에 밤나무(Castanea sativa) 싹눈 마더 팅쳐

샤떼니에 밤나무 싹눈은 주로 순환계(정맥 및 림프계)에 사용되는데, 울혈 현상(정맥류), 치질, 정맥염에 사용된다. 복합체 형태로 자작나무 수액과 결합될 수 있다. 샤떼니에 밤나무 싹

눈은 림프계의 배수 작용을 통해 부종, 셀룰라이트 및 무거운 다리에 깊이 작용한다.

물푸레나무(이뇨제 및 항염증 작용) 및 개암나무(순환 정체, 항경화증)와 결합하면 과체중을 줄이고 수종을 방지하며 점진적이고 지속적으로 셀룰라이트를 제거한다.

- 참나무(*Quercus robur*) 싹눈 마더 팅쳐

이 장대한 나무는 숲의 왕으로 여겨져 주술사들에게 아주 호평을 받았었다. 참나무 싹눈의 특성은 주로 신경계와 선계에 작용한다. 뇌하수체를 자극하고 내분비 작용을 발휘한다. 심리적으로나 육체적으로 강장 작용을 하므로 피로하거나 과로했을 때 추천된다.

세쿼이아 싹눈(활력 강장제), 로즈마리(간 해독제), 카씨스(부신 강장제)와 결합하여 몸 전체에 빠르게 에너지를 공급하고 피로와 졸음을 퇴치하며 우울증을 쫓아내고 지속적으로 기분을 좋게 한다. 이 복합제는 에너지가 부족한 사람과 회복기 환자에게 권장된다. 빠르게 웰빙 느낌을 주며, 행복감을 주는 작용으로 신경 불균형(소진)을 개선한다.

- 단풍나무(*Acer campestre*) 싹눈 마더 팅쳐

전원 단풍나무는 콜레스테롤 수치를 감소시켜 죽상동맥경화증 치료제로 사용된다. 또한 담즙 찌꺼기의 침전을 늦추어 담즙이 콜레스테롤로 포화되는 것을 막아준다. 이는 담낭 결석증 예방에도 효과적이다.

- 물푸레나무(*Fraxinus excelsior*) 싹눈 마더 팅쳐

물푸레나무 싹눈은 골관절과 신장 시스템에 효과적으로 작용한다. 과체중인 경우 권장되며, 혈중 콜레스테롤과 요산 수치를 감소시킨다. 통풍에 효과적이며, 일반적으로 관절액과 인대에서 항염증 작용을 한다.

- 마로니에 밤나무(Aesculus hippocastanum) 싹눈 마더 팅쳐

마로니에 밤나무 싹눈은 주로 정맥 순환을 개선하는 치료제로 사용된다. 치질 질환, 특히 적혈구 출혈의 기본 치료에 효과적이다. 또한, 정맥 항울혈제로서 정맥류와 무거운 다리에 탁월한 효과가 있다.

마가목 싹눈(충혈 완화제 및 정맥벽 강화) 및 샤떼니에 밤나무(정맥 환류 촉진제)와 함께 사용하면 무거운 다리를 완화하고 림프계를 자극하며 정맥벽을 탄력 있게 만들고 부은 발과 다리를 신속하게 개선한다.

- 포플러(Populus nigra) 싹눈 마더 팅쳐

포플러 싹눈은 동맥 배수제(강장제, 항경화제, 항염증제 및 진경제 작용)로서 주로 순환계에 개입한다. 또한, 프로폴리스와 유사한 항생 특성을 가지며 기관염, 탄저병 및 만성 기관지염의 호흡기 단계에서 작용한다.

오리나무 싹눈(항생제 및 항염증 작용)과 결합하여 호흡기 영역(급성 감염) 및 이비인후과 전체 영역(폐렴, 기관지염, 발열, 독감, 기관염, 부비동염, 비염)에 작용한다.

또한 대장균, 황색 포도상구균과 같은 병원성 박테리아와 칸디다 알비칸스와 같은 곰팡이의 성장을 억제한다.

- 산송(Pinus montana) 싹눈 마더 팅쳐

소나무 싹눈은 골관절 시스템과 밀접하게 연결되어 있다. 탁월한 재광화제로서 연골 세포를 자극하여 관절 연골의 마모와 파괴를 방지하며 골관절염에 있어서도 훌륭한 치료제이다. 골다공증 및 골절 예방(특히 여성, 폐경 후 골다공증)에 사용된다.

- 펙티네 전나무(Abies pectinata) 싹눈 마더 팅쳐

펙티네 전나무 싹눈은 특히 뼈 성장과 신진대사 장애에 탁월한 소아 치료제이다. 칼슘 고착

을 자극하여 미네랄 균형을 촉진하고 젊은 사람들의 탈회를 예방한다.

장미(면역 방어 자극, 만성 감염) 및 카씨스(강장제, 항알레르기, 활력 강장제)와 결합하면 신체의 자연 방어력을 자극하고 강화하여 질병에 대한 예방 효과를 발휘한다.

- 세쿼이아(*Sequoia gigantea*) 새싹 마더 팅쳐

세쿼이아 새싹은 골다공증과 부서지기 쉬운 뼈 질환(자연 골절)에 작용하며 뼈 조직 광물화를 돕고 활력을 보장하여 골절된 뼈를 잘 붙게 한다. 또한 힘줄과 인대를 부드럽게 하는 데 도움이 된다. 면역력을 자극하고 노화를 늦추며 남성 항노화제로 쓰인다.

가시나무 싹눈(골아세포에 작용, 섬유 경화 조직 재구성), 산송(연골세포 자극) 및 자작나무(재광화)와 결합하면 조직을 재광화시키고, 약한 뼈를 튼튼하게 하고, 관절에서 결정질 노폐물을 제거하며, 칼슘을 동화시키고 뼈의 질량을 보존한다.

5- 복용량 및 사용 지침

일반적으로 추출물을 혀 위에 직접 떨어뜨리고, 혀를 돌리면서 몇 초 동안 입안에 머금는 복용법을 추천한다. 또한 싹눈 추출물을 샘물, 과일 주스 또는 꿀에 탈 수 있다.

일반적으로 권장하는 농축 침용액의 복용량은 공복에 5방울씩 하루 3회이다. 싹눈 추출물 선택과 복용량은 전문의의 조언에 따르기를 권장한다[10].

싹눈 추출물은 4년 동안 보관할 수 있는데, 항상 병에 표시되어 있는 유통 기한을 확인하도록 한다. 일반적인 최소 치료 기간은 3주이며, 3주 간격으로 1주 휴식 시간(치료 공백 기간)을 두고 3개월 동안 계속할 수 있다.

---

10 테라피스트를 모르시는 경우 FEH에서 조언을 드릴 수 있습니다.

◈ 나무 목욕

나무의 다양한 부분을 이용하여 여러 번의 목욕이 가능하다.

욕조에서의 목욕: 일반적으로 욕조에 유칼립투스 잎을 넣고 목욕하는 것을 선호하는데, 기관지에 효과가 좋다(마른 잎 약 1kg 넣기). 약간의 샴푸를 사용해 희석한 소나무 에센셜 오일(2~5ml)은 말초 순환을 자극하고 몸에 많은 열을 가해 목욕 후 땀을 흘리게 된다. 신체 내부에 찬기가 있을 때 이상적이다.

사이프러스(편백나무) 욕조의 일본식 목욕: 뜨거운 물이 나무와 접촉하면 향기를 발산시켜 정신과 신체를 이완시킨다. 일반 욕조에 사이프러스 나무 조각을 넣고 침출시켜 나무 욕조를 대신할 수 있다.

크나이프 박사는 소나무 목욕과 주니퍼 새싹으로 만든 차를 추천한다. 에센셜 오일이나 잎(물푸레나무, 호두나무 등)을 달인 형태의 나무 추출물을 목욕물에 넣어도 된다.

족욕: 쇠뜨기와 참나무 달인 물로 하는 족욕은 탄력과 발한 억제 작용이 있다. 이는 전기 요법(physioDetox 유형)을 받는 족욕을 유용하게 보완할 수 있다.

손 목욕: 테레빈유[11] 손 목욕은 모세 혈관을 확장하고 전반적인 혈액 순환을 촉진하여 모든 섬유증, 괴사, 경화증에 맞서 싸울 수 있다. 또한 열에 의한 팽창, 테레빈유에 의한 산소 공급, 조직의 완전한 관개 덕분에 신체의 유동성과 생명의 움직임을 회복할 수 있다.

관절염이 서서히 사라지고 손가락의 가동성이 회복되기 때문에 점차적으로 손을 사용할 수 있게 된다. 밤을 가지고 손 마사지까지 하면 더욱 효과적이다.

---

11 '살마노프 목욕' 이라고도 함

구강청정제: 구강청정제는 구강 위생을 좋게 하고 잇몸을 강화한다. 특히 정향 에센셜 오일(세인트 존스 워트 오일에 희석된 5% 에센셜 오일)과 참나무 껍질(20분 동안 달이기, 며칠 동안 냉장 보관 가능)을 기본으로 하는 구강청정제는 구강 위생에 좋고 잇몸을 강화한다. 구강 염증(궤양 염증, 화상 등)의 경우 호두나무나 감초를 주성분으로 달여 사용한다.

◆분재

분재 예술은 숲테라피를 실천하는 또 다른 방법이다. 불교 승려들이 전하는 참선(zen)으로서의 분재는 최대한 자연을 모방하기 위해 화분에서 키우고 정기적으로 가지치기를 한 나무를 통해 땅과 하늘을 연결한다. 나무에 적용된 꽃꽂이(ikébana) 예술과 같다.

분재 예술은 인간에게 겸손과 인내를 가르친다. 또한 감탄, 존경, 아름다움을 불러일으키며 현재에 대한 지속적인 관찰, 관심, 집중을 요구하는 동양적이고 영적인 길이다. 작게 만들어진 이 거장은 단순한 장식물, 살아 있는 조각품이 아니라, 자연과 동일한 에너지와 잠재력을 지닌 나무이다. 수령 120년의 분재는 주변 수십 미터까지 그 효능을 발산하여 환경의 균형을 맞추고 놓여 있는 장소의 조화를 유지하는 데 기여한다. 분재는 때때로 실제 숲 미니어처를 형성한다.

정기적으로 분재를 가꾸면 일상 생활에서 벗어나 능동적인 명상에 집중할 수 있다. 따라서 분재 관상은 전두엽 피질에 이완 효과를 가져다준다.

| 가정에서 하는 숲테라피

◆ 숲속 오두막

1920년대 미국에서 철학자 데이비드 소로David Thoreau가 숲속 오두막에 혼자 머물면서 2년 동안 실천했던 체험은 자연과의 재연결 필요성을 강조하며 현재 유럽에서 점점 더 큰 인기를 얻고 있다.

장점은 밤낮으로 현장에서 숲과 직접 연결된다는 것이다. 오두막은 확실한 은둔, 유익한 '자연(녹색)에 머물기', 무엇보다도 번아웃에 대한 해결책이기도 해서 자기 자신과 함께하는 경험으로 장려된다. 또한, 가족과 함께 하는 것도 색다른 경험이 될 것이다.

벨기에에는 특히 다음과 같은 여러 사이트가 있다:

에르뵈몽Herbeumont 지역의 마르띠이Martilly(www.monlitdanslarbre.be) 포쥐-필립 Forge-Philippe에 있는 앙리 삼촌의 오두막

쉬메Chimay 근처 (henri.detifffe@skynet.be)

우팔리쯔Houffalize의 랑지네Rensinez 캐빈(info@lescabanesderensiwez.be)

디낭Dinant의 물랭 드 리존느Moulin de Lisogne(http://www.hotelcabane.be)

스파Spa의 잠자는 숲의 오두막La Cabane Du Bois Dormant(regisgoffin@hotmail.be)

프랑스의 경우 다양한 오두막 정보를 한곳에 모은 웹사이트가 있다(http://www.les-cabanes.com/sejourner.html).

◈ 숲속 해먹

해먹에는 여러 가지 장점이 있다. 경량, 부피 최소화(백팩에 쉽게 들어감), 편안한 자리, 경사와 지면의 특성(돌, 습도)에 상관없이 다양한 환경에 설치가 가능하며, 눈에 띄지 않게 설치할 수도 있다.

텐트라는 좁은 공간에 갇히지 않고, 잠들기 전 별을 맘껏 볼 수 있다. 숲 속에 있다는 즐거움에 대해서는 더 말할 필요도 없다. 지면에서 떨어져 있어 벌레들(진드기, 거미 등)로부터 안전하다.

해먹은 작업치료사, 물리치료사, 조산사 등이 신생아, 어린이, 장애인 또는 노인을 대상으로 사용하는 치료법(파도반Padovan[12], 요가 해먹Yoga-Hamac 등)의 일부이다.

흔들림, 적절한 체중 분산은 웰빙을 제공하고 낮잠을 잘 수 있게 해 준다. 회전하는 움직임, 흔들기, 돌리기 등은 뇌에 큰 전정 자극을 주어 대뇌 균형을 돕는다.

그로 인한 이완은 마음을 내려놓는 데 도움이 되며 특히 숲에서 행해지는 만큼 사실상 이상적인 스트레스 예방법이다.

해먹의 모양은 자연스러운 자세를 취할 수 있도록 도와준다. 해먹은 신체에 가해지는 압력이 고르게 분산되어 관절통 완화에 좋고 하루의 긴장과 무거운 다리의 느낌을 없애 준다.

해먹에서는 잠들기가 더 쉽다. 해먹의 흔들리는 동작은 몸과 마음을 편안하게 하고 잠들기 준비에 도움이 된다. 특히 평소에 잠자리에서 끊임없이 움직인다면 더욱 그렇다.

해먹은 또한 깊은 회복 수면(렘 수면) 상태에 들게 하여 불안을 줄이는 데 도움이 된다. 깊은 숙면은 기분을 안정시키고 업무 효율성을 높이는 데도 도움이 된다. 흔들림은 대뇌 피질을 자극하고 운동 및 감각을 자극하여 집중력과 기억력을 향상시킨다

---

12 파도반Padovan 방법은 신경 발달의 모든 단계를 요약하여 기본 신경 회로를 재배선한다. 따라서 신경기능 재구성에 유익하다.

◆ 의식적으로 장작 패기

현재의 순간에 집중된 이 행동은 도끼나 쇠망치가 몸과 마음과 하나가 되는 균형 속에서 이루어져야 한다. 그렇지 않으면 스스로를 다치게 할 위험이 있다! 무술과 마찬가지로 가장 중요한 것은 의지이다. 왜냐하면 의지가 팔을 인도하고 에너지를 주기 때문이다.

규칙적으로 장작 패기를 하면 과도한 에너지와 분노를 비울 수 있다. 또한 쪼개지는 통나무에 충격을 가할 때 에너지가 분산되어 근육 긴장을 완화한다. 기술적으로는 허리에 충격이 가해지는 것을 방지하기 위해 쪼갤 통나무를 배꼽 높이의 받침대 위에 놓는 것을 추천한다.

◆ 생명나무[13] 심기

세계의 축과 연결된 생명나무는 우주 생명의 호흡이 순환하는 우리의 척추와 유사하다.

고대 이집트인들에게 매우 신성하게 여겨졌으며, 제드Djed 기둥[14]으로 상징되었다. 제드와 나무의 유사성은 초목을 통해 표현되는 재생의 힘 덕분에 수직성과 봄의 갱신(진정한 순환적 부활)으로 연관된다.

생명나무는 생명을 보존하는 기능으로 인해 신성하다. 전쟁 중에도 나무를 파괴하는 것은 성경적으로 금지 사항이다[15].

---

13   이 접근 방식에서 생명나무는 상징적이거나 에너지적 소명을 가지고 환경, 약용, 식품, 벌꿀을 만드는 데 유용한 모든 나무를 의미한다.

14   제드 Djed 기둥은 불멸과 부활을 상징한다 (이 기둥은 오시리스 신의 부활 의식에 관여했으며 우리 자신의 빛의 몸 기능을 상징한다).

15   "너희가 어떤 성을 에워싸고 여러 날 동안 그 성을 쳐서 이기거든 도끼를 휘둘러 그 나무를 찍지 말라 이는 너희가 그것을 먹을 것임이라 (...) 너희가 아는 나무만이 먹을 수 있는 나무가 아니며, 그것을 파괴하거나 벨 수 있을 것이다 (...)." (신명기, 20장, 19, 20절)

이 신성한 생명의 본질은 땅에 떨어지는 씨앗과 나무의 재생과 지속성을 보장하는 싹눈에 집중되어 있으며, 이는 지속성을 보장하는 젊음의 진정한 비결이다.

종종 샘과 다산과 연결되는 나무는 대자연을 통해 생명을 주는 존재가 된다.

생명나무는 자연적으로 약용 나무, 치유 나무 즉 재생 나무가 될 것인데, 특히 농촌 신앙과 대중 민속에 나오는 식물의 사용을 통해 발견된다.

마리오 메르시에Mario Mercier[16]는 이렇게 말한다. "인간이 그들 영혼의 공간에 서 있는 생명나무의 이미지를 자기 안에서 발견할 수 있고 우리의 왕관으로부터 흘러나와 보편적인 사랑의 맛을 담고 있는 이 신성한 우유를 마실 수 있는 것은 나무인 우리를 통해서이다."

인간의 삶은 환경이 건강할수록 더욱 잘 유지된다.

◆ 살아 있는 숲의 개념

에콰도르 아마존에 있는 사라야쿠Sarayaku의 키츠와kichwa 아메리카 인디언 공동체는 수 세기 동안 숲 서식지와 공생하며 살아왔다. 그러나 이 사람들은 20년 넘게 석유 사업자의 침입에 맞서 자신의 영토, 생물 다양성, 무형 유산을 지키기 위해 싸우고 있다.

나날이 생존을 위협하는 상황의 심각성에 직면하여 사라야쿠는 전세계적 차원의 국제적 소명 프로젝트를 구체화하기로 결정했다.

세계에서 가장 큰 열대 우림인 아마존 중심부에 영혼으로 강력하게 무장된 천 명의 사라야쿠 인디언들이 역사상 가장 거대한 평화의 상징으로, 찬란한 꽃이 핀 키 큰 나무들을 둘러 원 모양의 '생명의 경계선'을 심고 있다. 300km 길이의 영롱하게 빛나고 평화로운 이 경계선은 135,000헥타르의 원시림을 품으며 이 지역에 있는 대규모 석유 다국적 기업의 침입 시도로부터 숲을 보호한다.

---

16 1Mercier Mario « 거장 나무의 가르침, 인간과 나무의 마법적 역사 » éd. Albin Michel 1986, p166.

| 가정에서 하는 숲테라피

생명의 개척지는 이 민족의 가장 나이 많은 야착yachak(샤먼) 돈 사비노Don Sabino와 그의 아들이자 정치 지도자인 호세 구알링가José Gualinga의 비전에서 탄생했다. 2006년부터 심고 있는 이 나무 경계선은 하늘에서도 볼 수 있으며, 지구의 천연 자원에 대한 끝없는 착취를 거부하고 숲을 향한 인간의 사랑을 모두에게 바치는 전세계적인 상징이 될 것이다.

이 삶의 개척지는 시사 남피Sisa Ñampi 라고 불리며, 키츠와어로 살아 있는 위대한 꽃길을 의미한다. 사라야쿠는 지구상에 존재하는 모든 민족들이 이 평화의 상징에 동참하기를 희망한다.

사라야쿠 공동체의 평화로운 투쟁을 지원하기 위해 민간 재단인 생명의 나무 Arbres-de-Vie[17]는 조상의 전통에 새롭게 가치를 부여하고 있다. 아이가 태어날 때 아이의 성장과 생명을 지원하기 위해 나무를 심는 일이 포함된다. 재단은 또한 개인과 협회가 기부 형태로 제공하는 생명나무(식량, 약용, 상징수)를 심는다.

농장의 수익은 벨기에의 사라야쿠 프로젝트를 관리하는 비영리 단체 '생명의 경계선 Frontière de Vie[18]에 지급되거나 사라야쿠로 직접 보내진다.

---

17 부록 3 참조.
18 www.frontiere.net – info@frontieredevie.net

여기에 심은 생명나무는 사라야쿠 생명의 경계선의 국제적 확장을 상징하고, 아마존 숲 보존에 기여하여 진정으로 자연 재생에 참여하며 이산화탄소 배출을 상쇄한다. 더욱이, 벨기에에 생명나무를 심는 것은 우리의 생물 다양성을 풍요롭게 한다.

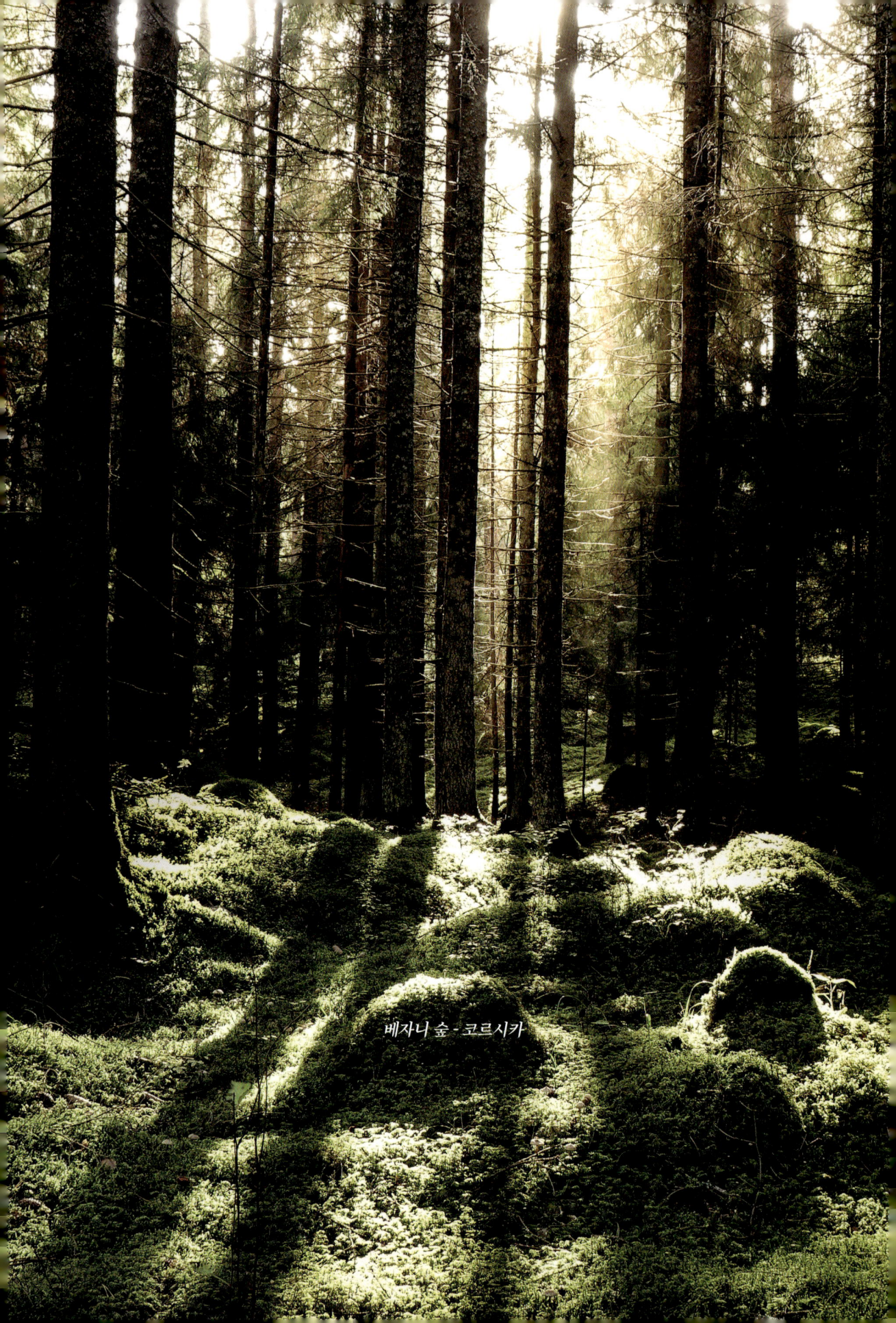

베자니 숲 - 코르시카

고요한 숲, 친절한 고독,
내가 당신의 잊혀진 나무 그늘을 찾아 돌아다니는 것을 얼마나
좋아하는지요!
당신의 어두운 우회로에서 길을 잃은 꿈을 꾸면서
나는 걱정에서 해방된 기분입니다!
내 마음의 위엄! 내 생각엔 그게 숨을 내쉬는 것
나무, 풀 달콤한 슬픔:
나에게 들리는 이 파도는 부드럽게 속삭입니다.
그리고 깊은 숲속에서 아직도 나를 부르는 것 같습니다.
오! 나는 왜 평생 행복하게 보낼 수 없는가?
여기, 사람들과 멀리 떨어진 이 곳에서!… 이 시냇물 소리에서,
꽃의 융단 위에서, 봄 풀 위에서,
느릅나무 그늘 아래서 잠을 자고 있는 완전히 잊혀진 나!
이 조용한 둥근 천장 아래에서는 모든 것이 말하고 모든 것이 내 맘에 듭니다.
금작화, 작은 야생 장신구,
달아나는 가벼운 바람에 흔들리는 인동덩굴,
움직이는 화환이 차례로 출렁입니다.
숲이여, 당신의 피난처 안에 드려진 나의 소원을 숨겨 주소서!
어떤 연인에게 당신은 그토록 사랑받고 있습니까?
다른 사람들은 당신에게 낯선 사랑을 말할 것입니다.
나는 오직 당신의 매력으로 외딴 이곳을 지킵니다.

프랑수아-르네 드 샤토브리앙 - 1784-1790

| 부록

부록 1: GDV 생체전기학

이 기술은 전자기장으로 자극되고, 에너지의 가스 방출로 증폭된 생체 방출 및 광학 방사선을 이용한 에너지 장을 컴퓨터 데이터 처리를 통한 시각화(G.D.V. = Gas Discharge Visualization 가스 방출 시각화)로 측정할 수 있다. 이와 같은 방식으로 연구 대상 물체 주변의 바이오 플라즈마를 시각화한다. GDV 생체전기학은 생명 연구의 새로운 접근법이다.

전자기장의 영향(연속적인 전기 펄스로 인해 발생)으로 전자 이온 및 광학 방사선이 방출된다. 이러한 전자 이온 입자의 범람은 유전체 표면을 따라 가스 방전을 발생시킨다(코로트코브Korotkov, 코로트킨Korotkin 2001).

방전 채널의 공간 분포는 유리 전극을 통해 카메라로 기록하고 컴퓨터에서 디지털화한다.

이는 프랙탈 이미지의 비선형 수학적 분석으로, 키르리안Kirlian 방식(이미지 사진에만 해당)과 다르다. 생체전기학의 경우 이미지는 컴퓨터로 처리한다.

GDV 시스템은 공간과 시간 안에서의 에너지 흐름을 동적으로 시각화할 수 있다. 이는 짧은 전기 펄스에 의해 자극되는 광자 방출 방법이다.

생체에너지 장

이 에너지 장은 물리적 및 비물리적 장(전자기장, 중력, 음향장, 강한 핵력과 약한 핵력, 분자 및 원자 상호작용, 스칼라장)의 복잡한 상호작용으로 인해 발생한다.

베르니 윌리암Berney William과 폽F. Popp에 따르면 생체에너지 장은 특정 실험 대상과 환경 간의 정보 교환을 제공한다.

GDV 생체전기학은 이 생체에너지 장의 항상성 수준과 유기체 전체의 분포, 즉 엔트로피의 정보 수준을 측정하는 것으로 보인다. 또한 국소적인 전기화학적 현상을 시각화한다.

가스 방출 시각화(GDV)를 기반으로 한 동적 캡처 전자 광자 분석을 통해 얻은 높은 수준의 정보로 다양한 액체를 연구할 수 있다(코로트코브Korotkov et.al, 2002, 2010; 베르덴 Berden et al 1997, 제르만Jerman 1996, 스카라자Skarja et al 1998). 특히 물(보에이코브 Voeikov, 델 기디스Del Giudice, 2009) 연구에 유용하다.

광자로 자극된 방출 덕분에 사람들의 건강 상태를 측정하고 열 손가락을 통해 에너지 장을 재현할 수 있다.

사진 GDV 아우라

생체전기학은 신체의 장기 및 기능 상태를 측정하고, 나무 부분의 추출물(싹눈테라피의 신선한 새싹 추출물, 에센셜 오일 등 다양한 식물 추출물)을 주성분으로 하는 적합하고 다양한 치료의 효과를 모니터링할 수 있으며, 나무 에너지가 인간에게 미치는 이점을 증명할 수 있다(가스 방출은 자율신경계의 기능을 반영하는 땀샘의 활동에 따라 달라진다).

이 진단 방법은 특히 운동선수(번젠Bundzen et al. 2005), 의식 상태의 변화(번젠Bundzen et al. 2002. 코로트코브Korotkov et al. 2005), 음악의 영향(깁슨 윌리엄Gibson, Williams 2005), 기공의 에너지 효과(루비크 브룩스Rubik, Brooks 2005)에 적용된다. 한편, 숲 테라피 운동을 통해 나무에서 인간으로 에너지가 전달된다는 사실을 뒷받침해 줄 수 있는 지오패스존(zones géopathogènes) 및 광물 측정(해커Hacker et al. 2005, 벤셀보임 Vainshelboim et al. 2005)에까지 적용된다.

따라서 우리는 미생물 배양의 광도(구다코바Gudakova et al, 1990), 건강한 사람과 암 환자의 혈액(코로트코브Korotkov et al, 1998), 알레르기 항원, 동종요법 희석 (벨Bell et al, 2003), 매우 낮은 염분 농도(코로트코브Korotkov, 코로트킨Korotkin, 2001)에 대한 혈액 반응(스비리도브Sviridov et al, 2003)을 연구할 수 있다. 염화나트륨NaCl, KCl, NaNO3 및 질산칼륨KNO3 용액과 증류수의 차이는 15X 희석까지 관찰된다.

| 부록

또한 완전히 동일한 화학적 조성을 갖고 있는 에센셜 오일이 천연인지 또는 합성인지(코로트코브Korotkov et al, 2004), 다른 방법으로 추출한 에센셜 오일인지, 산화됐는지 아닌지를 구별할 수 있다

부록 2: 싹눈테라피gemmothérapie의 역사

고대 의학 약전에는 주로 외용 포플러 연고(Ungentum populeum) 제조를 위한 말린 포플러 싹눈 사용 방법과 허브 차와 호흡기용 시럽 제조를 위한 전나무 싹눈(신선 및 건조 모두) 사용 방법이 이미 언급되어 있다.

벨기에 의사 닥터 폴 헨리(P. Henry)는 일련의 싹눈과 새싹 전체를 체계적으로 연구하면서 식물의 분열 조직이 나무의 발달에 필요한 모든 정보와 에너지를 담고 있다는 가설을 처음으로 제시했다. 그는 세 가지 다른(그러나 완벽하게 상호 보완적인) 용매에 싹눈과 어린 새싹을 침용시켜 글리세린 침출액 형태로 정수를 추출하는 방법을 찾았다. 이 새로운 치료 접근법을 식물배아테라피phytembryothérapie라고 불렀으며, 이후 테토(Tétau) 박사의 영향 하에 싹눈테라피(gemmothérapie)로 발전되었다.

헨리 박사가 연구한 첫 번째 싹눈 추출물은 자작나무Betula pubescens 추출물이었다. 그는 자작나무 글리세린 침출액이 간 대식세포를 활성화하고 콜로이드 탄소를 저장한 쿠퍼 세포를 배농한다는 것을 증명했다.

인문주의자이며 매우 친절하고 훌륭한 교양인이었던, 프랑스 생물치료학회 회장인 닥터 폴 헨리는 1970년부터 새로운 식물치료 접근법의 임상 결과와 자신의 방법론 원리를 발표했다. 이후 수많은 강연을 통해 국제적인 명성을 얻었다.

1982년, 헨리 박사는 혈청 글로불린 검사 결과를 바탕으로, 의사가 환자의 혈액 생물학과 위상에 맞는 싹눈테라피 식물요법을 조언할 수 있는 컴퓨터 프로그램을 개발했다.

닥터 폴 헨리는 1988년 10월 7일에 사망했다.

현재 본격적으로 개발 중인 새로운 피토테라피phytothérapie 분야는 싹눈 추출물의 생화학적 구성, 특히 플라보노이드 함량 및 싹눈과 중국 전통 의학인 침술 사이의 관계에 대해 연구한다.

| 부록

싹눈테라피는 특히 전 세계적으로 의료 전문가들이 수행하는 다양한 연구와 과학적 결과 덕분에 발전하고 있다.

최상의 권장 사항과 적용 프로그램을 제공하기 위해 지속적으로 새로운 싹눈에 대해 연구한다. 현재 싹눈테라피에서 알려진 모든 임상 데이터는 치료사가 접근할 수 있는 데이터베이스에 상세히 기록되어 있다.

국제싹눈테라피협회L'Association Internationale de Gemmothérapie(A.I.G.)에서 다양한 분야의 싹눈테라피 관계자들이 최초로 싹눈테라피 표준을 발표하여 고품질의 싹눈 추출물 추천이 가능하게 되었다.

특히 매일 수천 명의 전문가가 싹눈 추출물을 추천하고 있어서 싹눈테라피의 효용이 실제로 입증되고 있다.

자세한 내용은 다음 웹사이트에서 소개하고 있다: www.feh.be

부록 3: 생명의 나무 재단

'생명의 나무Arbres-de-Vie'는 2010년 필립 앙드리안Philippe Andrianne과 마르틴 델부와Martine Delvoie가 설립한 민간 재단이다. 생명나무란 환경, 약용, 식품, 꿀벌에 유익하고 상징적이거나 에너지적으로 적합한 모든 나무를 의미한다. 이 재단의 목표는 다음과 같다:

> 생명나무를 심고, 그 성장을 모니터링하여 모든 사람에게 필요한 환경 보호 노력에 기여하는 동시에 에콰도르 사라야쿠Sarayaku의 키츠와Kichwa 사람들의 프로젝트를 지원한다.

> 나무와 숲에 대한 인식을 높이고, 빈곤에 맞서 싸우기 위해 통합된 혼농임업의 발전과 순환경제의 실천, 나무의 의학적 용도에 대한 공식적, 대안적, 상징적, 에너지적, 정신적 과학 연구의 발전을 도모한다.

나무를 심음으로써 생물 다양성을 풍요롭게 하고 아마존 열대우림의 삼림 벌채에 맞서 싸울 수 있다. 식목으로 인한 수익은 에콰도르의 사라야쿠에 직접 기부되며, 판매된 각 나무의 비용으로 아마존에 나무를 심는다.

왜 나무를 제공해야 할까? 그것은 우리 지구에 주는 선물이다! 친환경적이고 지속 가능한 선물! 당신의 나무는 지구의 공기를 정화하고 꿀벌을 포함한 수백 종의 동물 생명에 기여할 것이다. 당신은 평생 동안 당신의 나무가 자라는 것을 보게 될 것이며, 미래 세대도 이 나무를 보게 될 것이다.

나무는 모든 상황에서 이상적인 선물이고 사랑하는 사람들에게 사랑을 전하는 선물이다.

나무는 생명의 상징이다!

| 부록

부록 4: 숲테라피 연수

연수는 벨기에, 프랑스, 스위스, 룩셈부르크에서 진행된다.

연수 프로그램, 장소 및 날짜는 웹사이트 www.feh.be의 숲테라피Sylvothérapie 페이지에 정기적으로 업데이트된다.

이 연수는 숲속을 걸을 수 있는 사람이라면 누구나에게 열려 있는데, 어린이의 경우 부모나 교사 또는 승인된 사람과 동행하면 된다.

연수 프로그램은 비제한적이며 정기적으로 업데이트되고 연수 장소와 참가자에 맞게 조정된다.

《삼림욕과 숲테라피》 하루 코스 연수

환영 인사 및 숲테라피와 삼림욕의 효용 소개. 참가자들을 위한 에너지 측정 실용 워크숍. 나무의 에너지를 포착하는 숲테라피 운동에 대한 실제적인 설명. 숲테라피 운동 실시. 삼림욕의 효과를 지속하기 위해 집에서 할 수 있는 운동에 대한 설명. 자연 삼림치료에 대한 발표.

반나절 워크숍

현장 숲에서의 리셉션. 참가자들을 위한 에너지 측정 실용 워크숍. 나무의 에너지를 포착하는 숲테라피 운동에 대한 실제적인 설명. 집에서 할 수 있는 삼림치료 및 숲테라피 실습 소개

자세한 내용은 www.feh.be 참조

Bibliographie

ANDRIANNE Ph.,《La Gemmothérapie: médecine par les bourgeons》, éd. Amyris, 2002.

ANDRIANNE Ph., 《Traité de gemmothérapie》, éd. Amyris, 2011

ARVAY Clemens G., 《L'effet guérisseur de l'arbre, les bénéfices émotionnel, cognitif et physique de la biophilie》, éd. Le Courrier du livre, 2016.

BANOS A., 《La photo Kirlian et ses applications en médecine énergétique》, éd. Dangles, 1997.

BASTIN, 《Géants au pied d'argile : 150 arbres exceptionnels de Wallonie》, éd. Duculot, 1993.

BOLLY C., 《Sept cent septante-sept arbres. Plaidoyer pour les tilleuls》, éd. Weyrich, 2006

BOUCHARDON P., 《De l'énergie des arbres à l'homme》, éd. Courrier du livre, 2011.

BOURDU R., 《Histoires de France racontées par les Arbres》, éd. Ulmer, 1999.

BOURDU R., 《Légendes de France contées par les arbres》, éd. Ulmer, 2001.

BRENGUES J., 《La franc-maçonnerie du bois. Protectrice de la forêt》, éd. de la Maisnie, 1991.

BROSSE J., 《Mythologie des arbres》, éd. Plon, 1989.

BROSSE J., 《L'Arbre et l'Eveil (Entretiens avec Jean Biès)》, éd. Albin Michel, 1997.

BRUNNER M., 《Arbres géants de Suisse》, éd. Werd et Weber, 2014.

BULARD-CORDEAU B., 《Captez l'énergie de votre arbre》, éd. Trajectoire, 2007.

CHAUTEMS J., 《Guide des arbres extraordinaires de Suisse romande. 40 ballades d'énergie. Reliance et soins par la nature》, éd. Favre, 2015.

DE SOUZENELLE A., 《Le symbolisme du corps humain. De l'arbre de vie au schéma corporel》, éd. Dangles, 1984.

DEFOSSEZ J.-M., 《Sylvothérapie, le pouvoir bienfaisant des arbres》, éd. Jouvence, 2018.

DESOMBRES B., 《Sagesse des arbres》, éd. Calmann-Lévy, 2001.

| Bibliographie

DOMONT P.,《Histoires d'arbres: des sciences aux contes》, éd. Delachaux et Niestlé, 2003.

DUMAS R., 《Traité de l'arbre: essai d'une philosophie occidentale》, éd. Actes Sud, 2002.

ENDROS R., 《Le rayonnement de la terre et son influence sur la vie》, éd. Au signal, Lausanne, 1987.

FETERMAN G., 《Histoires d'arbres remarquables》, éd. Plume de carotte, 2014.

FRAZER J. G., 《Le Rameau d'Or: Esprits des blés et des bois》, éd. R. Laffont, 1983.

FRAZER J.-M., 《Le rameau d'Or; Balder le magnifique》, éd. R. Laffont, 1984.

FREDERICK R., 《Les plantes, un monde qui pense – Des botanistes et des chercheurs face à l'intelligence végétale》, éd. AMRITA, 1994.

GIOVAGNOLI M., 《Alchimie sauvage, le chemin de l'éveil par la forêt》, éd. Macro, 2018.

GÖBEL T., 《Formation de l'Espace chez les arbres et chez l'homme》, éd. Thycho Brahe, 1994.

HALLE F., 《Plaidoyer pour l'arbre》, éd. Actes Sud, 2005.

HARISON R., 《Forêts: essai sur l'imaginaire occidental》, éd. Flammarion, 1992.

KOENIGSTEIN C., 《Le Qi-Gong des arbres. Utiliser les forces invisibles des arbres》, éd. Le Courrier du livre, 2000.

KOUMOTH P., 《Mémoire d'une région. Tilleuls et croyances religieuses dans la province de Liège》, Librairie La dérive, 1993.

MANSION D., 《Les Trognes, L'arbre paysan aux mille usages》, éd. Ouest-France, 2010.

MARTINEZ M., 《Ateliers bains de forêt》, éd. Prisma, 2019.

MIYAZAKI Y., 《Shirin Yoku, les bains de forêt, le secret de santé naturelle des japonais》, éd. Trédaniel, 2018.

MUSEE EN PICONRUE BASTOGNE, 《Forêts: Vie et Mystères en Ardenne et Luxembourg》, éd. privée, 2010.

PARISOT R., 《Bibliothèque des symboles; l'Arbre: habitation des états de l'être, axe crucial de la vie et de la mort, l'arbre est le symbole de l'homme cosmique》, éd. Pardès, 1998.

PATER J.,《Les arbres remarquables d'Europe》, éd. Du Rouergue, 2006.

PLAISANCE G., 《Forêt et santé ; Guide pratique de Sylvothérapie, Découvrez les effets bienfaisants de la forêt sur le corps et l'esprit》, éd. Dangles, 1985.

POPP F.A., 《Biologie de la lumière. Bases scientifiques du rayonnement cellulaire ultra-faible》, éd. Marco Pietteur, 1989.

Région Wallonne, 《La Forêt》, éd. Pierre Mardaga, 1985.

SMITH W., 《L'Homme électromagnétique – Effets pervers et usages bénéfiques des phénomènes électromagnétiques naturels》, éd. Encre, 1995.

SONNENBERG P., 《Les forces spirituelles des arbres. Forces fondamentales et effets thérapeutiques》, éd. Vega, 2003.

STASSEN B., 《La Forêt des Ombres – Charmes et sortilèges d'Ardennes》, éd. Eole, 1999.

STASSEN B., 《La mémoire des arbres ; tome 1 : le temps, la foi, la loi – Une petite histoire des arbres remarquables et des hommes en Wallonie》, éd. Racine, 2003.

STASSEN B., 《La mémoire des arbres ; tome 2 : l'espace, la nation, l'agréments, la santé》, éd. Racine, 2004.

TASSIN J., 《Penser comme un arbre》, éd. Odile Jacob, 2018.

TERREAUX A., 《éloge des arbres》, éd. Marco Pietteur, 2002.

VAUCHER H., 《Guide des écorces》, éd. Delachaux et Niestlé, 1993.

VOGT M. et N., 《La forêt du Rhin secrète et légendaire》, éd. Vogt, 1996.

WOLHLLEBEN P., 《La vie secrète des arbres, ce qu'ils ressentent, comment ils communiquent》, éd. Les Arènes, 2017.

목차

서문	7
1부 - 숲테라피 개요	8
나무와 소통하다	11
나무와 인간의 유사성	15
숲테라피 장점	21
• 숲공기의 장점	21
• 숲공기의 살균작용	27
• 삼림욕의 역할과 효능	28
• 치유의 숲	31
• 나무의 치유적 터치	31
• 양극을 지닌 숲	32
• 숲을 호흡하다	33
• 나무를 이용한 아로마테라피와 후각테라피	33
• 나무의 향	34
• 숲을 보고, 듣고, 그리다	36
• 나무 에너지의 이점	39
• 나무 에너지를 시각화하다	41
2부 - 실용 숲테라피	48
삼림욕	50
• 삼림욕이란?	50
• 숲테라피 운동은 어디서 할 수 있나?	50
• 어떤 나무를 선택할 것인가?	51
• 운동은 언제 하나?	51
• 삼림욕은 얼마나 자주 해야 하나?	52
• 삼림욕은 누구를 위한 것인가?	52
• 홀로? 아니면 그룹?	52

- 가져갈 준비물은?   53
- 기타 주의사항   54

숲테라피 운동   57
- 호흡 리듬 ?   57
- 운동 설명   57
  - 운동 1 숲, 공원, 정원으로 들어간다.   58
  - 운동 2 숲속에서의 휴식   60
  - 운동 3 나무를 선택한다.   62
  - 운동 4 부정적 에너지 방출   64
  - 운동 5 나무를 끌어안는다.   66
  - 운동 6 나무의 긍정적인 에너지로 채운다.   68
  - 운동 7 나무의 수직성을 통합하다.   70

추가 운동   74
- 물속에 발 담그기   74
- 숲속에서 책 읽기   74
- 나무에 인사하기   75
- 맨발로 걷기   75
- 나무의 기공   77
- 산림 마사지   79
  - 대나무나 다른 나무들을 이용한 마사지   79
  - 바오딩Bao Ding 밤 마사지   80
  - 숲 매트리스   81
  - 나무봉 짚고 걷기   81

숲테라피 장소의 예   83
- 프랑스   83
- 스위스   86
- 벨기에   89

| 3부 - 가정에서 하는 숲테라피 | 96 |

가정요법 98
- 쟈뀌에 Jacquier 에어볼Bol d'air로 숲을 호흡해 보자 98
- 천연 에어로졸과 나무의 향기 100
- 나무의 싹눈부터 병까지, 싹눈테라피 101
- 나무 목욕 108
- 분재 109
- 숲속 오두막 110
- 숲속 해먹 111
- 의식적으로 장작 패기 112
- 생명나무 심기 112
- 살아있는 숲의 개념 113

부록 1: GDV 생체전기학 118
부록 2: 싹눈테라피Gemmothêrapie의 역사 121
부록 3: 생명의 나무 재단 123
부록 4: 숲테라피 연수 124

참고문헌 125
목차 128